The Use of The Self

Der Gebrauch des Selbst

Über das Lesen

„Jedes Lesen sei schwer." Das schreibt H. G. Ingenkamp im Nachwort zu Arthur Schopenhauers „Die Welt als Wille und Vorstellung." Und weiter heißt es, *nur wer sich dessen bewusst sei, könne etwas lernen. Leichtes Lesen könne zwar anregend sein, aber das sei etwas anderes.* (Seite 848)

A. Schopenhauer selbst fordert von seinem Leser, ein Werk wie seines zweimal zu lesen. Auch die Bücher F. M. Alexanders haben ohne Zweifel den gleichen Rang, denn beide Autoren legen einen grundlegenden Gedanken in ihrem Werk dar, *was einen systematischen Aufbau verbiete. Wenn man nun jedoch einen einheitlichen Gedanken in seine Teile zerlege, um ihn darzustellen, dürfe der Zusammenhang kein systematischer, es müsse vielmehr ein organischer sein. Da aber ein Gedanke nicht als organische Einheit dargestellt werden könne, müsse der Leser die organische Einheit des Gedankens durch die Art seiner Lektüre rekonstruieren. Das Werk müsse also zweimal gelesen werden: das erste Mal mit viel Geduld. Diese Geduld nähre sich aus dem Glauben, dass der Anfang das Ende beinahe so sehr voraussetze, wie das Ende den Anfang, und aus der Zuversicht, dass beim zweiten Lesen vieles, wenn nicht gar alles in einem anderen Licht erscheint.* (A. Schopenhauer in: ebenda, Seite 850*)*

F. M. ALEXANDER

The Use of the Self

Der Gebrauch des Selbst

Mit den einführenden Worten von
Prof. John Dewey

In der Übersetzung ins Deutsche von: Hendrik Körner

Bibliografische Information der Deutschen Nationalbibliothek:
Die Deutsche Nationalbibliothek verzeichnet diese Publikation in der Deutschen Nationalbibliografie; detaillierte bibliografische Daten sind im Internet über http://dnb.dnb.de abrufbar.

Originaltitel: The Use of The Self
Erstausgabe in Grossbritanien: Methuan & Co, Ltd., 1931
(neu aufgelegt 1955)

Übersetzung: ***Hendrik Körner***
Digitale Assistenz: ***Melanie Habbel***
Lexikalische Korrektur der Übersetzung: ***Helga Schönenberg, Klaus Mewes***
Coverfoto: ***Laura-Sophie Habbel***
Herstellung und Verlag: © 2021 BoD – BooksonDemand, Norderstedt
ISBN: 978-3-752640120

Anmerkungen zum Übersetzen

„Es ist relativ einfach, eine Idee oder eine Erfahrung in einem oder in mehreren kurzen Sätzen auszudrücken, wenn die ausgedrückte Idee oder Erfahrung etwas Spezifisches darstellt, oder wenn sie etwas ist, das mit der *direkten Methode* getan oder erlangt werden kann, weil damit auch ein Konzept von Aufspaltung und von Zusammenhanglosigkeit verbunden ist. Ideen und Erfahrungen aber, die Phänomene behandeln, die miteinander zusammenhängen, und die zur allgemeinen Anwendung, nicht zur spezifischen, die *indirekte Methode* verlangen, können nur durch einen Satz vollständig ausgedrückt werden, der die Bedeutung dieser Ideen und Erfahrungen so übermittelt, dass kein Zweifel daran bestehen kann, dass das Konzept, auf denen diese Ideen und Erfahrungen basieren, ein koordiniertes, unteilbares Ganzes ist." Dies schreibt F. M. Alexander in seinem Vorwort zu diesem Buch.

Es mag durchaus wünschenswert sein, dass Form und Inhalt eine Symbiose eingehen und so zu einem Gesamtkunstwerk werden. Ich sehe darin aber die große Gefahr, dass die Menschen des 21. Jahrhunderts auf breiter Front von solchen Kolossen des Satzbaus heillos überfordert sind. Ich will mit der Übersetzung auf jeden Fall vermeiden, dass der Leser das Buch vorschnell wieder ablegt, weil es ihm nur sehr schwer möglich ist, den Satzkonstruktionen rational zu folgen. Der Text soll für eine breite Leserschaft logisch nachvollziehbar sein. F. M. Alexander benutzt viele Substantivierungen. Ich ziehe jedoch eher eine Verbalisierung bei der Übersetzung vor. Der Autor kann in einem einzigen Satz wahre „Gedankengebirge" entwickeln. Er will auf diese Weise darstellen, dass alles mit allem zusammenhängt. Der Verständlichkeit halber versuche ich, diese Satzungetüme in kürzere Sätze aufzubrechen. Und um den Zusammenhang der Gedanken nicht zu verlieren, nenne ich das Subjekt anstelle des Pronomens lieber einmal mehr beim Namen als einmal zu wenig.

Hendrik Körner

INHALTSVERZEICHNIS

VORWORT

Seit der Veröffentlichung meines letzten Buches habe ich viel Aufmunterung erhalten. Sowohl von medizinischer Seite als auch von Seiten der Pädagogik hat man den Wert und die Reichweite meiner Technik in Briefen an mich anerkannt. Wir waren gerade dabei, die vorbereitenden Arbeiten für das Hauptthema meines nächsten Buches abzuschließen, als ich von J. E. R. McDonagh eine Ausgabe des dritten Bandes aus seiner Reihe *The Nature of Disease* (Das Wesen der Krankheit), erschienen im Heinemann Verlag, erhielt. In dem 1. Kapitel dieses Bandes mit dem Titel „Fehlerhafte Koordination und Krankheit" hat er sich ausführlich mit meiner Arbeit auseinandergesetzt. Seine einleitenden Zeilen zu diesem Kapitel könnten für den Leser von einigem Interesse sein:

> *In den Schlussbemerkungen zum zweiten Band meines Werkes* The Nature of Disease *hatte ich die Absicht geäußert, die Arbeit F. M. Alexanders zur bewussten Kontrolle des Individuums in eine Beziehung zur Medizin zu setzen. Ich hatte F. M. Alexander kennengelernt und ihn beobachtet, wie er seine Technik angewendet hat. So wurde eines für mich deutlich sichtbar: Der falsche Körpergebrauch spielt bei einer Erkrankung eine wesentliche Rolle. Zum Zeitpunkt der Ankündigung war ich mir noch sicher, das Versprechen einlösen zu können. Jetzt, da der Zeitpunkt dafür gekommen ist, bin ich jedoch weniger zuversichtlich. Zum einen ist die Sichtweise F. M. Alexanders, dass es nur die eine Krankheit gibt, wohl noch fundamentaler als die meine. Zum anderen kann das geschriebene Wort weder die Gesamtidee vermitteln, noch die Technik zufriedenstellend beschreiben. Und zum dritten begeht man zwangsläufig den fundamentalen Fehler, in die Differenzierung zu verfallen anstatt Zusammenhänge aufzuzeigen, wenn man ein beliebiges Thema mit der Medizin verlinkt.*

Auch haben mir weitere Mediziner ihre Unterstützung zugesagt, wie aus dem Offenen Brief im Anhang dieses Buches hervorgeht. In Kapitel 5 zeige ich auf, wie meiner Meinung nach die Diagnose in der Medizin dadurch umfassender gemacht werden kann, dass auch die Prinzipien und die Verfahrensweisen, für die ich eintrete, in die medizinische Ausbildung integriert werden.

Ein Freund und Schüler, der das Manuskript des ersten Kapitels aus diesem Buch gelesen hatte, äußerte die Vermutung, dass einige Leser aus diesem Kapitel den Schluss ziehen könnten, meine Technik sei nur bei den darin beschriebenen gravierenden Schwierigkeiten nützlich. Dies ist aber keineswegs der Fall: Immer wieder sind auch Schüler zu mir gekommen, die frei von solchen Schwierigkeiten waren, aber der Meinung waren, dass sie für sich einen Nutzen daraus ziehen könnten, wenn sie lernten, wie sie ihren Selbstgebrauch bewusst bei ihren täglichen Aktivitäten steuern und kontrollieren können. Die Ergebnisse haben ihnen Recht gegeben, unabhängig davon, wie robust ihre Gesundheit war oder welche anderen besonderen Gaben sie mitgebracht hatten.

Die Leser meiner vorherigen Bücher wissen, dass ich ein besonderes Interesse an der Ausbildung der Kinder habe. Der letzte Satz im vorigen Absatz trifft insbesondere auch auf ihre Ausbildung zu. In diesem Zusammenhang möchte ich zudem auf die Wohltaten verweisen, die den Kindern und Jugendlichen in unserer kleinen Schule zu Teil werden: Sie lernen dort, die Technik zur Ausrichtung eines verbesserten Selbstgebrauchs bei allem, was sie „tun“ – Lesen, Schreiben usw. – in der Praxis einzusetzen.

Es ist mir auch eine Freude, mitteilen zu können, dass im März dieses Jahres der erste Ausbildungskurs für Lehrer meiner Technik eingerichtet worden ist. Und gerne nehme ich an dieser Stelle die Gelegenheit wahr, Herrn Rugg-Gunn meinen Dank auszusprechen: In einem Artikel mit der Überschrift „Ein neuer Beruf“ hat er im Juni 1931 in der

Zeitschrift *Women's Employment* auf die Vorteile hingewiesen, die es hat, wenn junge Menschen in der Arbeit mit meiner Technik eine berufliche Perspektive sehen. Zudem hat er die Arbeit gewürdigt, die in unserer kleinen Schule geleistet wird. Die Veröffentlichung dieses Artikels hat zu so vielen Anfragen geführt, dass ich mich zu einem Nachdruck des 'Offenen Briefes an zukünftige Studenten des Ausbildungskurses' im Anhang dieses Buches entschlossen habe. Und es findet sich deshalb dort auch ein spezieller Verweis auf die Arbeit, die weiterhin in der kleinen Schule geleistet wird, wo die Lehrer den Kindern dabei helfen, die zu meiner Technik gehörenden Verfahren bei ihrer Arbeit in der Schule in die Praxis umzusetzen, ganz gleich womit sie sich gerade beschäftigen.

Die Ergebnisse ganzer Serien von Erfahrungen, die ich im ersten Kapitel nachgezeichnet habe, haben allem Anschein nach die eine Konsequenz: Bei dem Prozess, eine bewusste Ausrichtung des Gebrauchs des menschlichen Organismus zu erlangen, öffnet sich ein bislang „unentdecktes Land", in dem die Reichweite für die Entwicklung des menschlichen Potenzials praktisch unbegrenzt ist. Jeder, der sich dafür entscheidet, die Zeit und die Mühen auf sich zu nehmen, um die notwendigen Verfahren zur Erlangung einer bewussten Ausrichtung des Gebrauchs auszuführen, kann dies einem Test unterziehen.

Ich wage zu behaupten, dass auch die spärlichen Kenntnisse zum Gebrauch des Selbst, die auf diesen Seiten zu finden sind, ausreichen, um die Forscher auf allen Wissensgebieten, sei es in der Biologie, Astronomie, Physik, Philosophie, Psychologie oder sonst irgendeiner Wissenschaft, in die Lage zu versetzen, eines zu erkennen: Bei ihren Forschungen haben sie ein Erfahrungsfeld übergangen, das, wenn es erforscht würde, ihren Hypothesen neues Material zur Verfügung stellen würde, von dem ihre zahlreichen Schlussfolgerungen abzuleiten wären. Das Selbst ist nämlich das Instrument, durch das sich all diese Forscher ausdrücken müssen. Wenn deshalb ein exaktes Wissen, wie der Gebrauch der geistig-körperlichen Mechanismen bewusst zu steuern ist, zum allgemeinen Ausgangspunkt für ihre Forschungen würde, würden die Ergebnisse ihrer vielfältigen Anstrengungen dadurch sicherlich besser zusammengeführt und sie würden sich auch gegenseitig mehr befruchten, als irgendetwas, was bisher unternommen worden ist.

An dieser Stelle ergibt sich die Gelegenheit, Prof. John Dewey für seine unbezahlbare Unterstützung zu danken und dafür, dass er die Einleitung zu diesem Buch geschrieben hat. Freundlicherweise hat er mir auch die Erlaubnis erteilt, aus seinem Buch *Experience and Nature* zu zitieren. Des Weiteren danke ich Dr. Peter McDonald für das Lesen des Manuskripts und für seine wertvollen kritischen Anregungen und Verbesserungsvorschläge. Ich danke Ethel Webb und Irene Tasker für ihr wertvolle und unermüdliche Hilfe, ohne die sich die Veröffentlichung dieses Buches erheblich verzögert hätte. Ebenso geht mein Dank an Mary Olcott und Edith Lawson dafür, dass sie das Material sorgfältig Korrektur gelesen haben, an Evelyn Glover für ihre Hilfe bei der Fertigstellung der endgültigen Druckvorlage und die angehenden Lehrer meiner Technik George Trevelyan und Gurney MacInnes, die die Aufgabe übernommen hatten, den Index zu erstellen. Es ist auch mein aufrichtiger Wunsch, Sir Arthur Eddington und Dr. A. Murdoch zu danken, dass ich aus der Vorlesung Sir Eddingtons „Science and Religion“ und aus Dr. A. Murdochs Ansprache an das St. Andrew's (James MacKenzie) Institute zitieren durfte. Dank auch an Sir Edward Holderness, der mir die Erlaubnis erteilt hat, aus seinem Artikel „The Fearful Foozler“ zu zitieren, und an David Low für die Erlaubnis, eines seiner bekannten Cartoons auf dem Cover dieses Buches abzudrucken.

24. Juli, 1931 F. M. ALEXANDER

VORWORT ZUR NEUAUFLAGE 1946

12. Dezember 1941

Die Notwendigkeit zu einer Neuauflage gibt mir die Gelegenheit, auf einige von Lesern in ihren Zuschriften erwähnte Probleme einzugehen. Diese hatten sich bei dem Versuch ergeben, sich selbst beizubringen, meine Technik zu verwenden. Das Problem, das am häufigsten genannt wurde, war die Frage nach dem Wie: „Wie sollen wir dies bewerkstelligen?" Einige der Briefeschreiber haben mich sehr streng bewertet, weil, wie sie sich ausdrückten, sie sich die Technik mit dem, was ich in meinen Büchern geschrieben habe, nicht selbst beibringen könnten. Nun, eines muss ihnen doch wohl klar gewesen sein: Trotz der vielen Lehrbücher zu den verschiedenen Lernbereichen sind viele Menschen nicht in der Lage, sich mit diesen Lehrwerken beizubringen, wie man Auto fährt, Golf spielt oder Ski läuft oder wie so vergleichsweise einfache Unterrichtsthemen wie Erdkunde, Geschichte oder Mathematik ohne die Hilfe eines Lehrers zu meistern sind.

Deshalb sollten sie auch nicht so überrascht sein, wenn sie herausfinden, dass sie meine Technik nicht erfolgreich lernen anzuwenden. Wenn sie sich daranmachen, ihren Gebrauch zu verändern und zu verbessern, verlangt dies nämlich von ihnen, nach einem neuen Prinzip zu arbeiten. Und sie müssen unausweichlich in Kontakt mit ihnen bisher unbekannten Erfahrungen kommen. Die Ausführung der notwendigen Verfahren verlangt nämlich eine Art und Weise des Selbstgebrauchs, die neu und unvertraut ist und die sich „falsch anfühlt", wenn man das erste Mal damit konfrontiert wird. Jeder Versuch, meine Technik zu verwenden, um den Selbstgebrauch zu verändern und zu verbessern, ist zum Scheitern verurteilt, wenn man sich weiterhin auf das Empfinden verlässt, das bei dem alten, gewohnten „Tun" der vertraute Steuermann gewesen ist. Das alte, gewohnte „Tun" fühlte sich zwar richtig an, war aber ganz offensichtlich falsch, weil es in die Irre geführt hat.

Könnte es nicht so sein, dass diejenigen, die über Schwierigkeiten bei ihrer Selbstunterrichtung geklagt haben, diesen Punkt in einem Maße übersehen haben, das verantwortlich für ihr Scheitern war? Dem möchte ich noch einige warnende Worte hinzufügen, die dem Leser eine Hilfe sein sollen. Bei der Durchsicht der Briefe, die von den Verständnisschwierigkeiten erzählen, die sich bei den Schreibern ergeben haben, ist mir nämlich eines aufgefallen: In diesen Briefen finden sich Anzeichen dafür, dass sie nach einer schnellen Lektüre der Bücher geschrieben worden sind und nicht nach eingehenden und sorgfältigen Studien des thematischen Schwerpunkts. Erst vor kurzem habe ich einen Zeitungsartikel gelesen, in dem die Empfehlung zum Schnelllesen ausgesprochen wurde. Dabei ist das zu schnelle Lesen schon heute ein übliches Fehlverhalten, bei dem das Verständnis auf Kosten der Geschwindigkeit zu kurz kommt. Schnelles Lesen ist in der Tat der sicherste Weg, um die Menschheit körperlich und geistig zu verwirren.

Dies ist nur ein Beispiel für die generelle Gewohnheit, zu schnell auf einen Stimulus zu reagieren. Wie sehr diese Gewohnheit verbreitet ist, lässt sich an den zahlreichen Missverständnissen, falschen Vorstellungen und fehlgeleiteten Anstrengungen aufzeigen, die wir heute bei der großen Mehrzahl der Menschen vorfinden, wenn sie Angelegenheiten gestalten wollen, die den Umgang mit dem Körper betreffen.

Des Weiteren sind all jene, die in ihren Zuschriften Hilfestellung erbeten haben, offensichtlich voll und ganz damit beschäftigt, „alles richtig machen“ zu wollen. In diesem Zusammenhang möchte ich auch auf das erste Kapitel des vorliegenden Buches verweisen. Darin habe ich so genau wie möglich nachgehalten, was ich getan und vor allem was ich NICHT getan habe, als ich mich selbstständig in die Materie eingearbeitet habe. (Das, was ich nicht getan habe, hat sich am Ende als das Wichtigere erwiesen.) So findet man auf den Seiten 24f dies: Zu Beginn meines Experimentierens hatte ich herausgefunden, dass ich mich nicht so sehr darum kümmern durfte, was ich „tat“, so wie ich „tun“ damals verstanden habe, als vielmehr darum, *wie ich überhaupt verhindern konnte, etwas zu tun,* wie ich mich daran hindern konnte, meine Zustimmung dazu zu erteilen, mit den Mitteln meines gewohnten „Tuns“ auf ein Ziel zuzusteuern. Dies hatte nämlich jedes Mal unweigerlich dazu geführt, dass ich meinen falschen Selbstgebrauch wiederholt habe, den ich ja unbedingt verändern wollte.

Aus meinen Aufzeichnungen geht auch das Folgende hervor: Je mehr ich bei meiner Suche nach einem Weg vorangeschritten bin, mich bei meinem „Tun“ von der Sklaverei meiner gewohnheitsmäßigen Reaktion zu befreien, umso deutlicher kristallisierte sich heraus, dass ich nur eine Chance haben würde, mich von ihr zu befreien, wenn ich es in einem grundlegenden ersten Schritt ablehnte, meine Zustimmung zu meinem normalen „Tun“ zu erteilen, ganz gleich bei welchem Procedere. (Ich hatte mich selbst dadurch zu einem Sklaven gemacht, weil ich der Steuerung meines unzuverlässigen Gefühlssinns vertraut habe.)

Die Korrespondenz legt ein zusätzliches Versäumnis seitens der Schreiber offen, wenn sie bei der Aufzählung ihrer Schwierigkeiten an keiner Stelle die Primärkontrolle des Gebrauchs erwähnen. Dies ist umso überraschender, als ich schon sehr früh die Notwendigkeit erkannt hatte, das zu verhindern, was falsch ist. Diese Erkenntnis hatte mich letztendlich zur Entdeckung der Primärkontrolle des Gebrauchs geführt. Auch habe ich sehr deutlich gemacht, dass diese Entdeckung eine alles überragende Rolle bei meinen Bemühungen gespielt hat, mich selbst zu unterrichten. Ich bitte deshalb alle Leser, die sich meine Technik selbständig aneignen wollen, dieses Kapitel noch einmal zu lesen, in dem ich sowohl meine Schwierigkeiten als auch die Mittel aufzähle, mit denen ich mich von ihnen befreien konnte. Dann wird sich den Lesern sicherlich eröffnen, dass die Entdeckung der Primärkontrolle den Weg aufzeigte, der eine sichere Passage von einer „idealisierenden Theorie zur tatsächlichen Praxis darstellte, solange ich mich auf eine bewusste anstelle einer automatisierten sinnlichen Steuerung verließ. Ein solcher Übergang wird wahrlich nicht gelingen, wenn wir uns dabei auf eine Steuerung durch „das Gefühl“ und den bloßen Willen zum Handeln verlassen, die von Instinkten motiviert sind, die ihre Nützlichkeit inzwischen verloren haben und mit Erfahrungen verknüpft sind, denen man nicht mehr trauen kann, die sich aber „richtig anfühlen“.

Eines kann ich meinen Lesern aber versichern: Jeder, der mir durch die Erfahrungen, insbesondere durch die Erfahrungen zum „Nicht-Tun“ folgt [A)], die ich hier niedergeschrieben habe, wird davon profitieren können. Ich muss aber betonen, dass sie mir solange nicht folgen können, bis sie akzeptiert haben,

- dass Kenntnisse, die die sinnlichen Erfahrungen betreffen, nicht so durch das geschriebene oder gesprochene Wort vermittelt werden können, dass es für Sender und Empfänger die gleiche Bedeutung hat;
- dass es für sie notwendig sein wird, auf neue „Mittel-und-Wege“ zu setzen, um an ein Ziel zu gelangen;
- dass es sich für sie zunächst „falsch anfühlen“ wird, wenn sie diese Verfahren einsetzen, weil diese Verfahren ungewohnt sind;
- dass das Unterfangen, Veränderungen herbeizuführen, die Wachstum, Entwicklung und fortschreitende Verbesserung bei Gebrauch und Funktionsweise des menschlichen Organismus umfassen, es notwendigerweise von ihnen verlangt, unbekannte sinnliche Erfahrungen zu akzeptieren, ja, willkommen zu heißen;
- dass dieses „Unbekannte“ nicht an die sinnlichen Erfahrungen gekoppelt werden kann, die sich bisher „richtig angefühlt haben“;
- dass durch direktes „Tun“ etwas „richtig machen zu wollen“ bedeutet, das Altbekannte zu reproduzieren. Es kann gar nicht zu dem vorläufig Richtigen [A)], dem bis dahin „Unbekannten“ führen.

Jedem, der diese Punkte nicht nur akzeptiert, sondern auch die Begründung einsieht, dass sie im Auge behalten werden müssen, rufe ich zu: „Nur zu, mach Dich auf den Weg, aber denke daran, dass die Zeit eine ganz wesentliche Rolle dabei spielen wird.“ Ich habe Jahre gebraucht, um an den Punkt zu gelangen, der in wenigen Wochen mit der Hilfe eines erfahrenen Lehrers zu erreichen ist.

Die Lösung des Problems liegt zum einen darin, dass man anstelle des Heilungsansatzes das Prinzip der Vorsorge auf breiter Front akzeptiert. Und zum anderen muss man erkannt haben, dass die Kenntnisse zum Gebrauch und zur Funktionsweise des Selbst und über die Mittel-und-Wege, mit denen der einzelne Mensch fortlaufend sein Gesundheitsniveau und sein allgemeines Wohlbefinden heben kann, die wertvollsten sind, an die wir gelangen können. Und an all jene gerichtet, die für die Grundrechte des Einzelnen und seine persönliche Freiheit eintreten, wage ich die Behauptung: Zur Erprobung und zur Verwirklichung dieser empfehlenswerten Ideale sind keine Erfahrungen verfügbar, die fundamentaler wären, als die, die jemand macht, wenn er, mit oder ohne Lehrer, geduldig seine Zeit opfert, um zu lernen, meine Technik im Leben selbst anzuwenden. Das Bestreben der Menschheit, an das Vermächtnis vollkommener individueller Freiheit innerhalb und außerhalb des Selbst zu gelangen, bleibt noch eine „idealistische Theorie". Ihre Übertragung in die Praxis verlangt nämlich nach einer individuellen Freiheit *IM* Denken und *BEIM* Handeln durch die Entwicklung einer bewussten Steuerung und Kontrolle des Selbst. Dann und nur dann wird der Einzelne davon befreit werden können, von seiner instinktiven Gewohnheit und von der Sklaverei der damit verbundenen Reaktionsweisen dominiert zu werden.

F. M. ALEXANDER

Braemore Hotel, Commonwealth Avenue Boston, Mass.

EINFÜHRENDE WORTE
von
PROF. JOHN DEWEY

In meinen einleitenden Worten zu F. M. Alexanders vorherigem Buch *Constructive Conscious Control of the Individual* habe ich herausgehoben, dass seine Verfahrensweise und seine Schlussfolgerungen allen strikten Anforderungen genügen, die an die Wissenschaftliche Methode [A)] gestellt werden. F. M. Alexander hat diese Methode auf einem Feld zur Anwendung gebracht, auf dem sie bisher noch nicht eingesetzt worden ist: Auf dem Feld unseres Urteilsvermögens und unserer Glaubensgrundsätze in Bezug auf uns selbst und unsere Aktivitäten. Mit einer solchen Anwendung hat er die Resultate, die die Wissenschaft auf dem Feld der Physik erzielt hat, abgerundet. Und er hat es auf eine Weise getan, die es ermöglicht, sie zum Nutzen des Menschen zu verwenden.

Zum allgemeinen Wissen gehört das Folgende: Die Technik der Wissenschaft hat zur Konsequenz, dass sie die Energien, auf die sie sich bezieht, kontrollieren muss. Die Physik trägt dieser Tatsache Rechnung, indem sie in erstaunlichem Ausmaß Kontrolle über die physikalischen Energien erlangt hat. Und doch sehen wir uns einer Situation gegenüber, die sich als äußerst problematisch, ja sogar als tragisch erweist. Von allen Seiten regen sich zunehmend Zweifel, ob die physikalische Beherrschung der physikalischen Energien tatsächlich zum Wohle des Menschen gereicht oder ob sein Glück dabei in die Brüche geht. [A)] Wenn wir diese Frage auf hoffnungsvolle und konstruktive Weise beantworten wollen, wird es letztendlich nur den einen sicheren Weg geben: Um den Faktor, von dem der endgültige Einsatz aller verfügbaren Energien abhängt, unter Kontrolle zu bringen, muss eine Technik entwickelt worden sein, die es jedem Einzelnen von uns ermöglicht, einen richtigen Gebrauch von sich selbst zu machen. Diese Technik hat F. M. Alexander entwickelt.

Wenn ich das, was ich in *Constructive Conscious Control of the Individual* zur Einleitung geschrieben habe, jetzt wiederhole, tue ich dies in dem vollen Bewusstsein, dass es vielleicht an uns vorbeirauscht. Sind nicht unsere Augen und Ohren so an verantwortungslose Aussagen gewöhnt, dass wir aufgehört haben, eine Erläuterung oder einen Beweis einzufordern, die geeignet wären, die Frage der vollständigen intellektuellen Kompetenz und Verantwortlichkeit des Autors der jeweiligen Aussage aufzuwerfen?

Wenn ich meine Aussagen jetzt nach so vielen Jahren wiederhole, beziehe ich mich dabei auf den Bericht, den F. M. Alexander uns von der Herkunft und der Entdeckung des Prinzips einer zentralen und bewussten Kontrolle gegeben hat. All jene, die Wissenschaft nicht als eine Parade technischer Begriffe ansehen, finden in dem Bericht auf jedem einzelnen Feld der Untersuchung alle wesentlichen Merkmale der Wissenschaftlichen Methode. Sie finden einen Bericht vor, der ein lang andauerndes, geduldiges, unermüdliches Beobachten und Experimentieren dokumentiert. Dabei wurde jede Störung sehr ernst genommen, überprüft und durch tiefergreifende Experimente korrigiert. Der Leser wird eine ganze Reihe solcher Beobachtungen vorfinden, in denen der Verstand durch die Beobachtung relativ grober, unscharfer und oberflächlicher Verbindungen zwischen Ursachen und Wirkung hin zu jenen ursächlichen Bedingungen geleitet wurde, die für den Gebrauch, den wir von uns machen, zentral und fundamental sind.

Persönlich kann ich nur mit der allergrößten Bewunderung von der Beharrlichkeit und der Gründlichkeit sprechen, mit denen diese extrem schwierigen Beobachtungen und Experimente durchgeführt worden sind – im ursprünglichen Sinn, dass es ein Wunder ist, und im Sinne von Respekt. F. M. Alexanders Beobachtungen und Experimente hatten zur Folge, dass er das geschaffen hat, was man wahrlich eine *Psychologie des lebenden Organismus* nennen kann. Sie haben zu tun mit der tatsächlichen Reaktionsweise des Körpers, mit dem sich in Aktivität befindlichen Organismus und mit den Aktivitäten unter den normalen Lebensumständen – mit dem Sich-Hinsetzen und Aufstehen, mit dem Stehen und Gehen, mit dem Gebrauch von Armen und Händen [A)], mit dem Einsatz der Stimme und mit der Benutzung von Werkzeugen und Instrumenten aller Art. Der Gegensatz zwischen den stichhaltigen und sorgfältigen Beobachtungen am lebenden Objekt und bei den normalen Aktivitäten des Menschen auf der einen Seite und auf der anderen Seite von Beobachtungen an toten Gegenständen, die unter künstlichen und unnatürlichen Bedingungen gemacht werden, markiert die Trennungslinie zwischen einer echten Wissenschaft und der Pseudowissenschaft. Und obwohl uns diese Trennungslinie durchaus geläufig ist, ist es uns zu einer Gewohnheit geworden, „Wissenschaft" mit Pseudowissenschaft zu assoziieren. Der streng wissenschaftliche Charakter der Beobachtungen F. M. Alexanders im Gegensatz zu unserer pseudowissenschaftlichen Assoziation ist ein wesentlicher Grund, warum viele daran scheitern, seine Technik und seine Schlussfolgerungen gebührend zu würdigen.

Wie nicht anders zu erwarten, decken sich die Schlussfolgerungen F. M. Alexanders aus seinen experimentellen Untersuchungen mit dem, was die Psychologie über die Muskel- und Nervenstrukturen weiß. Aber seine Untersuchungen geben diesen Kenntnissen eine neue Bedeutung. Tatsächlich lassen sie erkennen, was Wissen an sich wirklich ist. Ein in anatomischen Fragen versierter Mensch hat vielleicht fundierte Kenntnisse über die Funktion jedes einzelnen Muskels und weiß umgekehrt auch, welche Muskeln bei der Ausführung einer bestimmten Handlung ins Spiel kommen. Er selbst ist jedoch nicht in der Lage, all die muskulären Strukturen, die z. B. beim Sich-Hinsetzen oder beim Sich-Erheben aus einer Sitzposition beteiligt sind, so zu koordinieren, dass sie eine optimale und effektive Ausführung zulassen. Oder allgemeiner gefragt: Wenn er sich selbst bei allem, was er tut, falsch gebraucht, wie kann man dann davon sprechen, dass er im vollen und ureigentlichen Sinn des Wortes „wissen" wirklich darüber Bescheid *weiß*?

R. Magnus hat auf dem Wege über das, was man vielleicht eine *externe* Beweisführung nennen könnte, die Existenz einer zentralen Kontrolle des Organismus nachgewiesen. Die Technik F. M. Alexanders ist eine direkte und umfassende Bestätigung durch persönliche Erfahrung dafür, dass die zentrale Kontrolle eine Realität ist. F. M. Alexander hat diese Bestätigung erbracht, lange bevor R. Magnus seine Untersuchungen wieder aufgenommen hat. Jemand, der seine Erfahrung mit dieser Technik gemacht hat, *kennt* die Erfahrung wirklich, weil es Erfahrungen sind, die er selbst gemacht hat. Allein schon aufgrund dieser Tatsache kann der unverfälschte wissenschaftliche Charakter von F. M. Alexanders Entdeckungen und seiner Lehre belegt werden.

Die Vitalität einer wissenschaftlichen Entdeckung zeigt und bestätigt sich in der Kraft, mit der sie neue tiefergehende Operationen anstößt und anleitet. Diese Operationen harmonisieren nicht nur mit den vorherigen Ergebnissen, sondern führen auch zu neu beobachtetem Material, das seinerseits wiederum weiteren experimentell kontrollierten Handlungsbedarf nach sich zieht, und immer so weiter in einer endlosen Kette von neuen Entwicklungen. Diese Tatsache - ich sage dies jetzt als jemand, der als Schüler die Technik F. M. Alexanders kennengelernt hat – hat mich, so wie sie sich in meiner persönlichen Erfahrung dargestellt hat, zu der Überzeugung gebracht, dass seine Arbeit auch den strengsten wissenschaftlichen Kriterien genügt. Jede Unterrichtsstunde war eine experimentelle Demonstration unter Laborbedingungen. Aussagen, die F. M. Alexander im Vorhinein zu den sich zwangsläufig ergebenden Konsequenzen und den Mitteln und Wegen, auf denen sie erreicht werden würden, gemacht hat, habe ich zunächst unterschwellig mit Skepsis aufgenommen. Dies sei allerdings praktisch nicht zu vermeiden, wie er betont hat, weil man genau die Zustände als Beurteilungsmaßstab verwendet, die durch eine Umschulung neu ausgerichtet werden müssten. Jede einzelne Unterrichtsstunde bringt den Prozess ein Stückchen weiter voran und bestätigt auf sehr intime und überzeugende Weise die vorher von ihm gemachten Behauptungen. Mit jedem Fortschritt eröffnen sich neue Bereiche und neue Möglichkeiten werden entdeckt, um dann auch realisiert zu werden. Man befindet sich in einem beständigen Wachstumsprozess und erkennt, dass es ein Prozess ist, der niemals beendet sein wird.

Aus einem bestimmten Blickwinkel betrachtet, hatte ich die außergewöhnliche Gelegenheit, die Technik F. M. Alexanders und ihre Resultate auf intellektuelle Weise zu studieren. Von der praktischen Seite aus betrachtet, bin ich allerdings ein wenig begabter, schwieriger und langsamer Schüler gewesen. Es gab keine momentanen und wundersamen Veränderungen, die auf der Gefühlsebene Anlass für Dankbarkeit gewesen wären. Zudem haben mich die Veränderungen intellektuell auf eine falsche Fährte gelockt. Ich fühlte mich gezwungen, jeden einzelnen Schritt des Prozesses sehr sorgfältig zu beobachten und mich für den theoretischen Hintergrund der Operationen zu interessieren. Zum Teil habe ich dies aus dem vorhandenen Interesse an der Psychologie und der Philosophie getan, zum Teil aber auch, weil ich der Meinung war, dass ich so meine praktischen Defizite ausgleichen könnte. Unter dem intellektuellen Gesichtspunkt hatte ich die Erfahrung in meinem Leben, die mich am meisten gedemütigt hat: Obwohl ich all meine bereits vorhandenen Kenntnisse – oder das, wovon ich angenommen hatte, dass es Kenntnisse waren, die ich besitze – und all meine Disziplin im mentalen Bereich in die Waagschale geworfen habe, fand ich mich in einer Situation wieder, in der in nicht in der Lage war, bei auf den ersten Blick so einfachen Handlungen, wie es z. B. das Hinsetzen ist, die jeweiligen Anweisungen inklusive der Befehle zur Hemmung umzusetzen. Wenn jemand dabei all seine mentalen Fähigkeiten eingesetzt hat, auf deren Besitz er so stolz ist, ist dies nicht unbedingt eine Erfahrung, die für das Ego angenehm ist. Aber diese Erfahrung war vielleicht genau die richtige, um zu einer analytischen Beurteilung sowohl der behindernden als auch der fördernden kausalen Zusammenhänge zu gelangen. Und so habe ich in einer persönlichen Erfahrung all das verifiziert, was F. M. Alexander über die Vereinigung des Körperlichen und des Geistigen im Geistig-Körperlichen gesagt hat, und was er darüber gesagt hat,

- dass wir gewohnheitsmäßig einen falschen Gebrauch entwickelt haben,
- welche Rolle dieser falsche Gebrauch dabei spielt, alle möglichen Arten von unnötigen Spannungen und eine unnötige Energievergeudung zu erzeugen,
- dass unsere sinnlichen Wahrnehmungen, die das Material für unsere Selbstbeurteilung liefern, stark beeinträchtigt sind,
- dass es unabdingbar ist, unsere gewohnheitsmäßigen Handlungen zu hemmen und
- dass es eine ungeheure mentale Herausforderung darstellt, ein „Tun“ zu unterlassen, wenn wir gehalten sind, eine uns gewohnte Handlung auszuführen.
- Dazu kommen noch die großen Veränderungen in der eigenen moralischen und geistigen Haltung, die sich ergeben, wenn sich die richtigen Koordinationsverhältnisse erst einmal etabliert haben.

Wenn ich nun erneut meiner Überzeugung Ausdruck verleihe, dass die Entdeckungen F. M. Alexanders und seine Technik einen wissenschaftlichen Charakter haben, mache ich dies nicht als ein Mensch, der eine „Heilung“ erfahren hätte, sondern als jemand, der all seine verfügbaren intellektuellen Fähigkeiten eingebracht hat, um sich mit einem Problem intensiv auseinanderzusetzen. Bei dieser Auseinandersetzung habe ich auch die Dinge wiedergefunden, die ich bereits aus der Psychologie und der Philosophie „kannte“ – „kennen“ im Sinne einer theoretischen Überzeugung. Ich habe sie zu vitalen Erfahrungen gemacht und ihnen eine neue Bedeutung zugeordnet.

Im gegenwärtigen Zustand der Welt wird es zu einer Gewissheit, dass es eine äußerst gefährliche Angelegenheit ist, die Kontrolle über die physikalischen Energien - Wärme, Licht, Elektrizität usw. - erlangt zu haben, ohne vorher sichergestellt zu haben, dass wir auch eine Kontrolle über unseren Selbstgebrauch haben. Ohne eine solche Kontrolle verwenden wir die anderen Dinge blind. Auf diese Weise können sie tatsächlich zu allem Möglichen führen.

Mehr noch: Wenn unsere gewohnten Beurteilungen über uns selbst verzogen sind, weil sie auf fehlerhaftem Material der Sinne beruhen, – wie es der Fall ist, wenn unsere Gewohnheiten zum Selbstmanagement schon falsch sind – dann muss das Beurteilungsergebnis umso desaströser ausfallen, je komplexer die sozialen Bedingungen sind. Jede zusätzliche Komplikation der äußeren Instrumentarien ist ein weiterer Schritt in Richtung Untergang: Eine Tatsache, für die der gegenwärtige Zustand der Welt auf tragische Weise ein Beispiel ist.

Die Idee des bedingten Reflexes ist durch die Pavloff'sche Schule allgemein geläufig geworden. Die Arbeit F. M. Alexanders weitet diese Idee aus und korrigiert sie auch. Mit ihr wird bewiesen, dass es bestimmte elementare Gewohnheiten und Verhaltensweisen gibt, die fundamental und von zentraler Bedeutung sind. Diese Gewohnheiten und Verhaltensweisen konditionieren *jede*, ja wirklich jede, unserer Handlungen, die wir ausführen, und auch jeden Gebrauch, den wir von uns selbst machen. Danach ist ein bedingter Reflex nicht bloß die Sache einer beliebig hergestellten Verbindung zwischen dem Klang einer Glocke und der Fressreaktion bei einem Hund zum Beispiel. Ein solcher Reflex geht vielmehr auf zentrale Verhältnisse im Organismus selbst zurück. Diese Entdeckung korrigiert die normale Vorstellung über den bedingten Reflex. So wie er bisher verstanden worden ist, macht er das Individuum zu einer Marionette, mit der durch Manipulation von außen gespielt werden kann. Die Entdeckung einer Zentralkontrolle, die alle Reaktionen konditioniert, bringt den konditionierenden Faktor unter eine bewusste Steuerung und macht es dem Einzelnen durch seine eigenen koordinierten Aktivitäten möglich, seine eigenen Anlagen und Fähigkeiten in Besitz zu nehmen. Sie wandelt den bedingten Reflex um: Von einem Prinzip externer Versklavung wird er zu einem Instrument lebendiger Freiheit.

Die einzig wirklich sichere Methode, über die der Mensch verfügt, um seinen eigenen Kurs zu bestimmen, ist Erziehung. Aber seit langem schon befinden wir uns in einem Teufelskreis: Ohne die Kenntnisse darüber, was ein wirklich normales und gesundes geistig-körperliches Leben ausmacht, ist unsere professionelle Erziehung eher verziehend, als dass sie erziehend wäre. Jeder, der ernsthaft untersucht, wie in den Familien und unseren Schulen die Anlagen ausgebildet und der Charakter geformt werden, weiß, und ich sage dies ohne die geringste Übertreibung, wie oft und auf welche entsetzliche Weise diese Möglichkeiten tatsächlich genutzt werden. Die Technik F. M. Alexanders gibt den Erziehenden den Maßstab für die geistig-körperliche Gesundheit an die Hand. Darin enthalten ist auch das, was wir Moral nennen. Sie stellt auch die „Mittel" bereit, „mit denen" diesem Maßstab mehr und mehr und ohne zu einem Ende zu kommen, entsprochen werden kann, so dass der Erzogene anschließend die bewusste Verfügungsgewalt über diese Mittel-und-Wege besitzt. Die Technik stellt somit die Bedingungen für eine zentrale Ausrichtung aller speziellen Erziehungsprozesse bereit. Sie verhält sich zur Erziehung wie sich die Erziehung selbst zu allen anderen menschlichen Aktivitäten verhält.

Ich kann gar nicht stark genug meinen Hoffnungen Ausdruck verleihen, die die im Anhang zu findende Information in mir geweckt hat, dass F. M. Alexander zusammen mit anderen Mitstreitern eine kleine Schule eröffnet hat. Ebenso will ich hier betonen, dass es ungemein wichtig ist, seiner Arbeit die gebührende Unterstützung zu gewähren. Meiner Meinung nach beinhaltet diese Arbeit das Versprechen und die reale Möglichkeit einer Neuausrichtung, die bei jeglicher Erziehung unverzichtbar ist.

Kapitel 1

WIE SICH EINE TECHNIK NACH UND NACH HERAUSKRISTALLISIERT HAT

Als Erstes muss ich die Menschen auffordern, nicht anzunehmen, dass (...) ich eine neue philosophische Sektion begründen will. Das ist wahrlich nicht das, was mir am Herzen liegt. Ich denke auch nicht, dass es für die Glückseligkeit des Menschen irgendwie von Belang wäre, mit welchen abstrakten Begrifflichkeiten die Natur und die Prinzipien der dinglichen Welt beschrieben werden. Zweifellos könnten in diesem Sinne viele alte Theorien wiederbelebt und neue Theorien aufgestellt werden. Auch könnte man sich viele Theorien über das Göttliche ausdenken, die alle darin übereinstimmen, dass das Phänomen Gott existiert, die sich aber durchaus voneinander unterscheiden würden.

Ich für meinen Teil will mich nicht an solchen spekulativen und insgesamt wenig profitablen Angelegenheiten beteiligen. Mein Anliegen ist das genaue Gegenteil: Ich will den Versuch starten, die Stärke und die Größe des Menschen weiter zu untermauern und die Grenzen seiner Größe und Stärke zu sprengen.

FRANCIS BACON („NOVUM ORGANUM"- CXVI)

Meine beiden vorherigen Bücher MANS' SUPREME INHERITANCE und CONSTRUCTIVE CONSCIOUS CONTROL OF THE INDIVIDUAL beinhalten Aussagen zu einer Technik, die ich allmählich über einen Zeitraum von etlichen Jahren auf meiner Suche nach Mitteln entwickelt habe, mit denen die fehlerhaften Verhältnisse beim Gebrauch des menschlichen Organismus verbessert werden könnten. Ich muss an dieser Stelle jedoch eingestehen, dass ich zu Beginn meiner Untersuchungen, genau wie die meisten Menschen, „Körper" und „Geist" als zwei voneinander getrennte Einheiten desselben Organismus betrachtet habe. Folglich bin ich zunächst auch der Meinung gewesen, dass die Krankheiten des Menschen, seine Schwierigkeiten und seine Mängel als entweder „geistig“ oder „körperlich“ klassifiziert werden könnten und dass sie auf einer speziellen „psychologischen“ oder einer speziellen „körperlichen“ Schiene zu behandeln sind. Meine praktischen Erfahrungen haben mich jedoch gezwungen, diesen Standpunkt aufzugeben. Den Lesern meiner Bücher wird auch nicht entgangen sein, dass die darin beschriebene Technik auf einer gegenteiligen Konzeption beruht, weil es nämlich tatsächlich *unmöglich* ist, bei jeglicher Form der menschlichen Aktivität die „geistigen“ und die „körperlichen“ Prozesse voneinander zu trennen.

Diese konzeptionelle Veränderung in Bezug auf den menschlichen Organismus war nicht allein das Ergebnis rein theoretischer Überlegungen meinerseits. Ich musste sie zwangsläufig aufgrund von Erfahrungen vornehmen, die ich bei meinen Untersuchungen in einem neuen Feld praktischer Experimente am lebenden Menschen gemacht hatte.

Die Briefe, die ich von meinen Lesern erhalte, zeigen eines sehr deutlich: Obwohl eine große Mehrzahl der Leser die Theorie der Einheit der mentalen und körperlichen Prozesse bei jeglicher menschlicher Aktivität akzeptiert, hat sie Schwierigkeiten zu verstehen, was die Umsetzung dieser Theorie in die Praxis wirklich beinhaltet. Und jedes Mal taucht diese Schwierigkeit auch in meinem Unterricht auf. Im Verlauf des Unterrichts ist es jedoch möglich, dem Schüler zu demonstrieren, wie bei all seinen Aktivitäten das „Geistige“ und das „Körperliche“ beim Gebrauch des Selbst [1)] zusammenarbeiten. Wiederkehrende Demonstrationen dieser Art stärken die Überzeugung des Schülers. Nur ist die Anzahl der Schüler auch in einer großen Unterrichtspraxis begrenzt, so dass es vergleichsweise nur wenige Gelegenheiten gibt, dies zu demonstrieren. Deshalb habe ich mich entschlossen, in diesem Buch ganz am Anfang zu beginnen und die ganze Geschichte meiner Untersuchungen zu erzählen. Diese Untersuchungen führten nach und nach dazu, dass sich meine Technik herauskristallisiert hat. Ich werde so vollständig wie möglich die einzelnen Details der von mir gemachten Experimente nachzeichnen und ich werde sehr detailliert erzählen, was ich während der Prozesse beobachtet und erfahren habe. Ich habe nämlich die Hoffnung, dass ich meinen Lesern auf diese Weise Gelegenheit gebe, sich den Verlauf der Geschehnisse selbst vor Augen zu führen. Dieser Verlauf hat mich schließlich davon überzeugt,

- dass das sogenannte „Körperliche" und das sogenannte „Mentale" keine voneinander getrennten Einheiten sind;
- dass die menschlichen Krankheitszustände und Mängel aus diesem Grund nicht als „geistig" oder „körperlich" eingestuft und nicht als solche behandelt werden können;
- dass jegliche Schulung, dient sie nun in irgendeiner Weise der Ausbildung oder dient sie der Prävention [2)] oder der Beseitigung eines Defekts, eines Fehlers oder einer Krankheit, auf der Basis der Unteilbarkeit des menschlichen Organismus zu geschehen hat.

Wenn der Leser daran den geringsten Zweifel hat, würde ich ihn bitten, einen Beleg dafür zu liefern, dass der Prozess, der an der Aktivität beteiligt ist, z. B. einen Arm zu heben oder zu gehen, zu sprechen, einzuschlafen, etwas lernen zu wollen, über ein Problem nachzudenken, eine Entscheidung zu treffen, einem Wunsch oder einem Verlangen nachzugeben oder eben zu widerstehen, ein Bedürfnis zu befriedigen oder auf einen plötzlichen Impuls zu reagieren, eindeutig „geistiger" oder eindeutig „körperlicher" Art ist. Dieser Punkt berührt viele andere Fragen. Wenn der Leser mir durch die Experimente folgt, die ich im Folgenden beschreibe, wird er einen Leitfaden an die Hand bekommen – so meine Hoffnung -, um sich mit diesen Fragen auseinandersetzen zu können.

Schon sehr früh in meiner Jugend fand ich Gefallen an der Poesie und es war mir eine besondere Freude, die Dramen Shakespeares genau zu studieren. Ich habe sie laut gelesen und mich dabei bemüht, die verschiedenen Personen nach ihrem Charakter zu interpretieren. Dies hat dazu geführt, dass ich mich für Sprechtechnik und Rezitation interessiert habe. Hin und wieder hat man mich auch gebeten, vor einem

Publikum zu rezitieren. Der beachtliche Erfolg ließ mich daran denken, die Rezitation der Dramen Shakespeares als Beruf auszuüben. So habe ich lange und hart daran gearbeitet, alle Facetten des dramatischen Ausdrucks zu studieren. Eine Zeitlang habe ich zunächst Erfahrung als Amateur gesammelt, um dann ein Stadium zu erreichen, von dem ich annahm, dass meine Arbeit auch professionellen Ansprüchen genügen würde. Die Kritiken, die ich erhalten habe, haben mich in meinem Entschluss gestärkt, die Rezitation als Beruf tatsächlich auszuüben.

Einige Jahre lang lief alles recht gut. Dann bekam ich Probleme mit meinem Hals und mit meinen Stimmbändern. Bald schon haben mich auch Freunde darauf hingewiesen, dass ich hörbar ein- und ausatmete. Sie könnten hören, wie ich „keuchte“ und „nach Luft schnappte“, wie sie es ausgedrückt haben. Das hat mir sehr viel mehr Sorgen bereitet als meine akuten Halsprobleme, die sich zu der Zeit noch im Anfangsstadium befanden. Ich bin nämlich so stolz darauf gewesen, nicht die Gewohnheit so vieler Rezitatoren, Schauspieler und Stimmtrainer entwickelt zu haben, die die Luft hörbar einsaugten. Ich suchte Rat bei Ärzten und Stimmtrainern in der Hoffnung, sie könnten etwas gegen mein falsches Atmen tun und mich von meiner Heiserkeit befreien. Alles, was sie im Verlauf der Behandlungen unternommen haben, konnte nicht verhindern, dass das Keuchen und das Lufteinsaugen beim Rezitieren immer noch stärker geworden und die Heiserkeit in immer kürzeren Abständen aufgetreten sind. [3)] Mit der Zeit wurden die erhaltenen Behandlungen immer weniger wirksam, im Gegenteil: Das Problem verstärkte sich weiter schleichend. Nach ein paar Jahren musste ich schließlich feststellen, dass sich bei mir ein Zustand der Heiserkeit entwickelt hatte, der von Zeit zu Zeit darin gipfelte, dass ich meine Stimme vollständig verlor. Ich war zwar schon in meinem ganzen bisherigen Leben ein kränkelnder Mensch, dies jedoch war für mich der absolute Tiefpunkt. Mir kamen inzwischen Zweifel, ob meine Stimmorgane überhaupt solide genug waren. Und die wiederkehrende Heiserkeit war mir eine zusätzliche Bürde. Meine Sorgen erreichten ihren Höhepunkt, als mir ein attraktives und wichtiges Engagement angeboten wurde. Zu der Zeit hatte ich ein Stadium der Unsicherheit in

Bezug auf den Zustand meiner Stimmorgane erreicht, dass ich große Angst hatte, das Engagement anzunehmen. Obwohl die vorherige Behandlung ein ausgesprochener Fehlschlag gewesen war, entschloss ich mich trotzdem, noch einmal meinen Arzt zu konsultieren. Erneut untersuchte er meinen Hals und machte das Versprechen, dass meine Stimme wieder normal sein würde, wenn ich in den letzten zwei Wochen vor dem Engagement auf das Rezitieren verzichten, meine Stimme allgemein so wenig wie möglich gebrauchen und seiner verschriebenen Behandlung sehr genau Folge leisten würde.

Ich wollte seine Ratschläge befolgen, tat wie geheißen und nahm das Engagement an. Schon nach wenigen Tagen hatte ich das Gefühl, dass seine Versprechungen in Erfüllung gehen würden. Es hatte sich nämlich gezeigt, dass meine Heiserkeit allmählich abnahm, weil ich meine Stimme so wenig wie möglich benutzt hatte. Am Rezitationsabend war ich tatsächlich nahezu frei von Heiserkeit. Ich war in meinem Programm aber noch nicht bei der Hälfte angelangt, als meine Stimme sich wieder in einem höchst alarmierenden Zustand befand und zum Ende des Abends war meine Heiserkeit so extrem, dass ich kaum mehr sprechen konnte.

Meine Verärgerung war unbeschreiblich. Es sah für mich nämlich so aus, dass ich nie länger als für einen begrenzten Zeitraum Freude daran haben würde, von meinen Stimmproblemen befreit zu sein, und dass ich mich deshalb gezwungen sehen würde, meine Karriere aufzugeben, die für mich Erfüllung war und von der ich angenommen hatte, ich könnte darin erfolgreich sein.

Am nächsten Tag suchte ich meinen Arzt auf und wir haben die Sache durchgesprochen. Zum Ende des Gesprächs fragte ich ihn, was aus seiner Sicht Besseres unternommen werden müsste. „Wir müssen mit der Behandlung fortfahren", war seine Antwort. Ich erklärte ihm, dass ich dies nicht könnte, und auf die Frage warum stellte ich ihm meine Sichtweise dar: „Obwohl ich ihre Instruktion, meine Stimme während der Behandlung nicht vor einem Publikum zu verwenden, aufs Genaueste befolgt habe, ist mein alter Heiserkeitszustand wieder aufgetreten, nachdem ich am Rezitationsabend begonnen hatte, meine Stimme wieder zu benutzen. Ist dann der Schluss nicht nachvollziehbar, *dass die Ursache für mein Problem etwas war, das ich an dem Abend getan habe?"* Er überlegte einen Augenblick und sagte: „Ja, so muss es wohl sein." Ich hakte nach: „Können Sie mir dann sagen, was ich getan habe, als ich die Probleme verursacht habe?". Mein Arzt gestand ganz offen ein, dass er dies nicht tun könne. „Nun gut, wenn das so ist, muss ich selbst versuchen, es herauszufinden", war meine Antwort.

Als ich meine Untersuchungen aufgenommen habe, hatte ich zwei Fakten, an die ich mich halten konnte: Aus eigener Erfahrung hatte ich gelernt, dass das Rezitieren bei mir Heiserkeit verursachte. Und es war meine Erfahrung, dass die Heiserkeit mehr oder weniger verschwand, wenn ich mich darauf beschränkte, meine Stimme nur zum normalen Sprechen zu gebrauchen und zur gleichen Zeit meinen Hals und meine Stimmorgane ärztlich behandeln ließ. Meine Überlegungen richteten sich zunächst darauf herauszufinden, wie diese beiden Tatsachen mit meinem Problem zusammenhingen. Ich erkannte, wenn das normale Sprechen keine Heiserkeit verursachte, Rezitieren aber schon, dass etwas anders sein musste zwischen dem, was ich tat, wenn ich rezitiert habe, und dem, was ich tat, wenn ich ganz normal gesprochen habe. Wenn das so wäre, müsste sich doch herausfinden lassen, was der Unterschied war, und es müsste mir auch helfen, meine Probleme mit der Heiserkeit zu überwinden. Ein Experiment in dieser Richtung könnte zumindest keinen Schaden anrichten, so meine Schlussfolgerung.

Für die weiteren Experimente entschloss ich mich, einen Spiegel zu verwenden, um zu beobachten, was ich jeweils beim normalen Sprechen und beim Rezitieren „tat", in der Hoffnung dass ich so den Unterschied aufdecken könnte, wenn es denn einen gäbe. Es erschien mir angeraten, mich zunächst beim normalen Sprechen, der leichteren der beiden Handlungen, zu beobachten. Ich hätte dann etwas an der Hand, wenn ich mich später bei der Handlung des Rezitierens beobachtete, die mehr abverlangt.

Ich beobachtete mich sehr genau, wenn ich vor dem Spiegel ganz normal gesprochen habe. Unzählige Male habe ich den Vorgang wiederholt, aber nichts in der Art und Weise meines Tuns gesehen, was falsch oder unnatürlich erschien. Ich fing dann an, mich beim Rezitieren vor dem Spiegel sorgfältig zu beobachten. Sehr bald bemerkte ich mehrere Dinge, die ich beim normalen Sprechen nicht bemerkt hatte. Drei Dinge tat ich, die mir besonders aufgefallen sind: Ich sah, dass ich die Neigung hatte, den Kopf zurückzuziehen, den Kehlkopf niederzudrücken und die Luft so durch den Mund einzusaugen, dass ich ein keuchendes Geräusch produziert habe, sobald ich anfing zu rezitieren.

Nachdem ich diese Tendenzen bemerkt hatte, beobachtete ich mich erneut beim normalen Sprechen. Und siehe da, es bestand wirklich kein Zweifel, dass die drei Eigenarten, die ich das erste Mal beim Rezitieren bemerkt hatte, auch bei meinem normalen Sprechen vorhanden waren, wenn auch in geringerem Ausmaß. Tatsächlich waren sie so abgeschwächt, dass es leicht nachvollziehbar war, warum es mir bei den vorherigen Gelegenheiten zur Beobachtung meines normalen Sprechens nicht gelungen war, sie zu bemerken [4)]. Als ich nun diesen markanten Unterschied zwischen dem, was ich beim normalen Sprechen tat, und dem, was ich beim Rezitieren tat, entdeckt hatte, wurde mir klar, dass ich hier einen Ansatzpunkt hatte, der viele Dinge erklären konnte. Dies ermutigte mich, mit meinen Untersuchungen weiterzumachen.

Wieder und wieder habe ich vor dem Spiegel rezitiert und habe gesehen, dass die drei Eigenarten, die ich bereits bemerkt hatte, dann besonders zu Tage traten, wenn ich Passagen rezitiert habe, die ungewöhnliche Anforderungen an meine Stimme stellten. Dies erhärtete meinen frühen Verdacht, dass es vielleicht einen Zusammenhang zwischen dem, was ich tat, wenn ich rezitiert habe, und meinen Halsproblemen gab. Eine solche Annahme erschien mir nicht unbegründet, weil das, was ich beim normalen Sprechen tat, keinen bemerkbaren Schaden angerichtet hat, während das, was ich beim Rezitieren tat, um ungewöhnlichen Anforderungen an meine Stimme zu genügen, den Zustand akuter Heiserkeit ausgelöst hat.

Daraus leitete ich die folgende Vermutung ab: Das Zurückziehen des Kopfes, das Niederdrücken meines Kehlkopfes und das Lufteinsaugen, die allesamt offensichtlich meine Stimme in Stress versetzt haben, stellen einen Missbrauch der betreffenden Teile dar. Ich war der Meinung, jetzt die Wurzel des Übels gefunden zu haben. Wenn meine Heiserkeit aus der Art und Weise entstand, wie ich die Teile des Organismus benutzt habe, sollte ich nicht eher weitermachen, bis ich diesen Missbrauch verhindern oder verändern konnte, so meine Argumentation.

Als ich mich jedoch daranmachte und praktischen Nutzen aus meiner Entdeckung ziehen wollte, habe ich mich in einem Irrgarten wiedergefunden. Wo sollte ich anfangen? War das Einsaugen der Luft die Ursache für das Zurückziehen des Kopfes und das Niederdrücken des Kehlkopfes? Oder war das Zurückziehen des Kopfes die Ursache für das Niederdrücken des Kehlkopfes und das Einsaugen der Luft? Oder war es das Niederdrücken des Kehlkopfes, was das Einsaugen der Luft und das Zurückziehen des Kopfes verursacht hat? Auf diese Fragen hatte ich keine Antwort parat. Ich konnte nur weiter geduldig vor dem Spiegel experimentieren.

Nach Monaten des Experimentierens fand ich folgendes heraus: Beim Rezitieren konnte ich das Einsaugen der Luft oder das Niederdrücken des Kehlkopfes nicht auf direktem Wege verhindern, ich konnte aber bis zu einem gewissen Ausmaß verhindern, dass ich den Kopf zurückzog. Dies führte mich zu einer Entdeckung, von der sich herausstellen sollte, dass sie überaus wichtig war: Jedes Mal, wenn es mir gelungen war, das Zurückziehen des Kopfes zu verhindern, hatte dies in der Tendenz zur Folge, dass das Einsaugen der Luft und das Niederdrücken des Kehlkopfes indirekt in Grenzen gehalten wurde.

Die Bedeutung dieser Entdeckung kann gar nicht hoch genug eingeschätzt werden. Sie hat mich nämlich dahin geleitet, eine weitere Entdeckung zu machen: Die Entdeckung der Primärkontrolle in der Arbeitsweise aller Mechanismen des menschlichen Organismus. Sie war der Markstein auf der ersten wichtigen Etappe meiner Untersuchung.

Es gab noch ein weiteres Ergebnis, das ich beobachtet habe: Mit der Unterbindung des Fehlgebrauchs dieser Teile nahm auch meine Neigung ab, beim Rezitieren heiser zu werden und mit zunehmender Erfahrung im Unterbinden dieses Fehlgebrauchs verringerte sich auch die tendenzielle Belastung durch Heiserkeit insgesamt. Positiv war auch das, was meine Freunde aus dem Kreis der Medizin nach all den Erfahrungen bei der Untersuchung meines Halses vorfanden: Sie stellten im Allgemeinzustand meines Kehlkopfes und meiner Stimmbänder eine beträchtliche Verbesserung fest. So hat sich in mir diese Idee herausgeschält: Die Veränderungen im *Gebrauch*, die ich dadurch bewirken konnte, dass ich die drei Eigenarten verhinderte, die ich bei mir entdeckt hatte, haben markante Auswirkungen auf die *Funktionsweise* meiner Stimmbänder und meiner Atemmechanismen.

Ich sehe jetzt, dass diese Schlussfolgerung die zweite wichtige Etappe meiner Untersuchungen markiert hat. Meine praktischen Erfahrungen in diesem spezifischen Beispiel ließen mich nämlich das erste Mal erkennen, dass es eine enge Beziehung zwischen Gebrauch und Funktionsweise gibt.

Meine bisherigen Erfahrungen hatten mir also gezeigt,

- dass meine Neigung, den Kopf zurückzunehmen mit meinem Halsproblem verknüpft war
- und dass ich das Problem bis zu einem gewissen Ausmaß lösen konnte, indem ich mich daran hinderte, meinen Kopf zurückzuziehen. Mit dieser Verhinderungstaktik konnte indirekt zudem das

Niederdrücken des Kehlkopfes und das Einsaugen der Luft verhindert werden.

Dies war der Ausgangspunkt für meine weiteren Gedankengänge: Wenn ich meinen Kopf entschieden nach vorne führen würde, wäre ich vielleicht in der Lage, die Funktionsweise meiner Stimm- und Atemmechanismen noch weiter in die richtige Richtung zu beeinflussen und so meine Neigung zur Heiserkeit vollständig zu beseitigen. Deshalb entschloss ich mich, in einem nächsten Schritt meinen Kopf entschieden nach vorne zu bringen, soweit nach vorne, dass sich dies für mich tatsächlich falsch angefühlt hat.

Schon bei meinen ersten Versuchen fand ich jedoch heraus, dass ich tendenziell den Kopf nach vorne und zusätzlich nach unten zog, sobald ich den Kopf über einen bestimmten Punkt hinaus gebracht hatte. Soweit ich das sehen konnte, hatte dies dieselben Auswirkungen auf meine Stimm- und Atemorgane wie das Zurück- und das Nach-unten-Ziehen meines Kopfes. Bei den beiden Handlungsweisen gab es dasselbe Niederdrücken des Kehlkopfes, das ja mit meinem Halsproblem eng verknüpft war. Dieses Mal reifte in mir die Überzeugung, dass genau dieses Niederdrücken des Kehlkopfes unterbunden werden musste, wenn meine Stimme jemals wieder normal werden sollte. Ich habe deshalb meine Experimente in der Hoffnung weiter fortgeführt, einen Hals- und Kopfgebrauch herauszufinden, der nicht ein Niederdrücken des Kehlkopfes zur Folge hatte.

Es ist unmöglich, all die verschiedenen Erfahrungen im Detail zu beschreiben, die ich während dieses langen Zeitraums gemacht habe. Es soll genügen, wenn ich das Folgende herausstreiche: Im Laufe meiner Experimente in dieser Phase bemerkte ich schließlich, dass jeder Gebrauch meines Halses und Kopfes, der mit dem Niederdrücken des Kehlkopfes einherging, zudem mit einem tendenziellen Anheben des Brustkorbs und der Verkürzung meiner gesamten Statur verbunden war. [5)]

Im Rückblick darauf, erkenne ich jetzt, dass dies ebenfalls eine Entdeckung mit weitreichenden Konsequenzen war. Die Ereignisse waren Beleg dafür, dass diese Entdeckung einen Wendepunkt für meine Untersuchungen markierte.

Diese neue Erkenntnis ließ die Vermutung zu, dass die Funktionsweise der Sprechorgane von der Art und Weise beeinflusst wurde, wie ich meinen gesamten Torso gebrauchte, und dass das Zurück- und das Nach-unten-Ziehen des Kopfes nicht bloß ein Fehlgebrauch der daran beteiligten Teile war, wie ich bis dahin angenommen hatte, sondern dass dieser Fehlgebrauch mit dem Fehlgebrauch anderer Mechanismen verknüpft war, die daran beteiligt waren, die Statur zu verkürzen. Wenn das der Fall wäre, wäre es eindeutig irrational zu erwarten, dass sich die für mich notwendigen Verbesserungen allein dadurch einstellen, dass ich den falschen Gebrauch des Halses und des Kopfes unterbinde. Mir wurde klar, dass auch die anderen damit verbundenen Gebrauchsweisen, die die Verkürzung der Statur bewirkt haben, verhindert werden mussten.

Dies hat mich zu einer langen Reihe von Experimenten veranlasst. Bei einigen dieser Experimente habe ich versucht, die Verkürzung meiner Statur zu unterbinden, bei anderen wollte ich die Statur tatsächlich verlängern. In jedem einzelnen Fall habe ich die Resultate schriftlich festgehalten. Eine Zeit lang bin ich zwischen diesen beiden Formen des Experimentierens hin- und hergesprungen und habe mir Notizen zu den jeweiligen Auswirkungen auf meine Stimme gemacht. Ich habe dabei festgestellt, dass die besten Bedingungen für meinen Kehlkopf und meine Mechanismen der Stimmproduktion mit einer *Verlängerung* der Statur verbunden waren und dass so die geringste Neigung zur Heiserkeit bestand. Leider stellte sich in der Praxis heraus, dass ich mich viel eher verkürzt als verlängert habe. Ich machte mich auf die Suche nach einer Erklärung und erkannte, dass dafür meine Neigung, den Kopf nach unten zu ziehen, verantwortlich war, wenn ich den Kopf eigentlich nur nach vorne bringen wollte, um meine Statur zu verlängern. Nach weiteren Experimenten erkannte ich schließlich folgendes:

Um die Verlängerung der Statur zu erhalten, war es notwendig, meinen Kopf eher nach oben auszurichten, wenn ich ihn nach vorne gebracht habe, und nicht nach unten. Auf einen kurzen Nenner gebracht, hieß dies: Für eine Verlängerung *musste ich meinen Kopf nach vorne und oben nehmen.*

> *Wie sich in dem, was folgte, gezeigt hat, hat sich dies als die primäre Kontrolle des Gebrauchs bei allen meinen Aktivitäten herausgestellt.*

Als ich jedoch versuchte, meinen Kopf *beim Rezitieren* nach vorne und oben zu bringen, bemerkte ich, dass sich meine alte Neigung, den Brustkorb anzuheben, verstärkt hatte. Mit dieser Tendenz einher ging eine Neigung, die Wölbung der Wirbelsäule zu verstärken und etwas zu bewirken, das ich jetzt „Engmachen des Rückens“ nenne. Dies hatte jedoch, wie ich erkennen musste, nicht den gewünschten, sondern genau den gegenteiligen Effekt auf die Statur des Torsos und seine Funktionsweise. Daraus zog ich den Schluss, dass es nicht genügte, den Kopf nach vorne und oben zu bringen, um eine Verlängerung zu erhalten. Ich musste vielmehr den Kopf auf eine Weise nach vorne und oben führen, die das Anheben des Brustkorbes verhinderte und gleichzeitig ein Weiten des Rückens bewirkte.

Mit dieser neuen Erkenntnis überlegte ich, wie ich das, was ich herausgefunden hatte, jetzt mit Verstand in die Praxis umsetzen konnte. Dazu nahm ich die Arbeit an meiner Stimme wieder auf. Ich wollte einen Weg finden, von meiner alten Gewohnheit zu lassen, den Kopf zurück und nach unten zu ziehen. Und ich wollte das Anheben des Brustkorbes, die Verkürzung der Statur, verhindern. Es war der Versuch, diesen Akt der Verhinderung damit zu verbinden, dass ich, zur Verlängerung der Statur, den Kopf nach vorne und oben geführt und den Rücken geweitet habe. Dies war tatsächlich mein erster Versuch, eine „Verhinderung“ und ein „Tun“ in einer Aktivität zu kombinieren. Nicht einen Moment bezweifelte ich, dass ich dazu auch in der Lage sein würde. Die Realität sah jedoch anders aus: Ich war zwar in der Lage, den Kopf nach vorne und oben zu stellen und den Rücken zu weiten, *konnte aber diese Verhältnisse nicht beim Sprechen und Rezitieren aufrechterhalten.*

Dies hat mich stutzig gemacht: Tat ich wirklich das, was ich in meiner Vorstellung getan habe? In dieser Situation habe ich wieder auf den Spiegel als Hilfsmittel zurückgegriffen. Später habe ich noch zwei zusätzliche Spiegel in Gebrauch genommen, einen auf jeder Seite des mittleren. Mit ihrer Hilfe fand ich heraus, dass mein Verdacht gerechtfertigt war. Dort sah ich nämlich, dass ich in dem kritischen Moment, da ich das Verhindern der Verkürzung mit dem Versuch, eine Verlängerung zu erhalten und gleichzeitig zu sprechen kombinieren wollte, den Kopf nicht wie beabsichtigt nach vorne und oben gebracht, sondern ihn tatsächlich zurückgezogen habe. Und wieder hatte ich den verwirrenden Beleg dafür, dass ich das Gegenteil von dem tat, was ich zu tun glaubte.

> *Ich unterbreche meine Geschichte an dieser Stelle, um auf eine kuriose Tatsache hinzuweisen, auch wenn sie gegen mich spricht. Meine Leser werden sich daran erinnern, dass ich durch den Einsatz eines Spiegels bei meinen früheren Experimenten unbezahlbare Hilfestellung erhalten hatte, als ich ganz genau wissen wollte, was ich mit mir selbst bei meinem gewohnten Rezitieren anstellte. Trotz dieser Erfahrung aus der Vergangenheit und trotz der Erkenntnisse, die ich daraus gewonnen hatte, habe ich mich auf ein neues Experiment eingelassen, bei dem ich einen neuen Gebrauch bestimmter Teile ins Spiel gebracht habe und dieser neue Gebrauch hat sinnliche Erfahrungen umfasst, die vollkommen ungewohnt waren. Es ist mir überhaupt nicht in den Sinn gekommen, dass ich dafür, dringlicher denn je, die Hilfe des Spiegels benötigte.*
>
> *Trotz meiner in der Vergangenheit gemachten Erfahrungen war ich vollkommen davon überzeugt, dass ich jede Vorstellung in die Praxis umsetzen könnte, die ich für wünschenswert erachtete. Als sich herausstellte, dass ich genau dazu nicht in der Lage war, war*

ich der Meinung, dies sei nur eine individuelle Eigenart von mir. Meine inzwischen 35-jährige Unterrichtserfahrung und meine Beobachtungen von Menschen, mit denen ich auf andere Weise in Kontakt gekommen bin, haben mich jedoch davon überzeugt, dass dies nicht bloß eine persönliche Eigenheit war, sondern dass die meisten Menschen in ähnlichen Situationen dasselbe tun würden. Tatsächlich war ich einer Täuschung erlegen, die praktisch universell ist: Nur weil wir bei den uns vertrauten Handlungen in der Lage sind, das zu tun, was wir „tun wollen", sind wir bei uns ungewohnten Handlungen, die deshalb mit Sinneserfahrungen verbunden sind, die uns unvertraut sind, noch lange nicht genauso erfolgreich, das zu tun, was wir „tun wollen".

Diese Erkenntnis hatte mich über die Maßen irritiert. Ich musste einsehen, dass die gesamte Situation neu zu überdenken war. Ich ging zurück zu den Anfängen, zurück zu meiner ursprünglichen Schlussfolgerung, wonach die Ursache für meine Halsprobleme in etwas zu finden sein musste, was ich tat, wenn ich meine Stimme benutzte. Bisher hatte ich herausgefunden, was dieses „Etwas" war, und ich hatte eine Vorstellung davon entwickelt, was ich stattdessen zu tun hätte, wenn meine Stimmorgane wieder richtig funktionieren sollten. Nur hatte mich dies ja nicht wirklich weitergebracht. Als die Zeit gekommen war, das beim Rezitieren anzuwenden, was ich gelernt hatte, und als ich versucht hatte, das dabei zu tun, was ich tun wollte, war mir dies nämlich nicht gelungen. Es war ganz offensichtlich: Ich musste herausfinden, an welcher Stelle meines „Tuns" ich auf die falsche Fährte geraten war.

Es blieb mir nichts anderes übrig, als beharrlich weiter zu experimentieren. Geduldig habe ich Monat um Monat weiter das praktiziert, was ich bisher getan hatte, mit unterschiedlichen Erfahrungen von Erfolg und Misserfolg, aber ohne große Erleuchtung. Mit der Zeit konnte ich aber doch von diesen Erfahrungen profitieren. Durch sie kam ich nämlich zu einer wichtigen Einsicht: Jeder Versuch, beim Rezitieren meine Verlängerung zu erhalten, verlangte von mir nicht nur, dass ich den falschen Gebrauch bestimmter spezifischer Teile verhinderte und dass ich diesen falschen Gebrauch dieser Teile durch etwas ersetzte, von dem ich glaubte, dass dies ein besserer Gebrauch dieser Teile war. Ein solcher Versuch verlangte auch, dass ich den Gebrauch all jener Teile des Organismus mit ins Spiel brachte, die für die mit dem Rezitieren verbundenen Aktivitäten notwendig waren: Für das Stehen und Gehen auf der Bühne, die Benutzung der Arme und Hände beim Gestikulieren zur Interpretation usw.

Die Beobachtungen im Spiegel haben mir gezeigt, dass ich diese anderen Teile auf eine bestimmte falsche Art und Weise benutzte, wenn ich im Stehen rezitiert habe. Die falsche Benutzung dieser Teile fiel mit der falschen Art und Weise zusammen, wie ich Kopf und Hals, meinen Kehlkopf und meine Stimm- und Atemorgane benutzt habe. Und dies schloss einen Zustand übermäßiger Muskelspannung im gesamten Organismus mit ein. Ich machte die Beobachtung, dass dieser Zustand übermäßiger Muskelspannung insbesondere den Gebrauch meiner Beine, Füße und Zehen beeinflusste: Ich habe meine Zehen in einer Weise eingezogen und nach unten gedrückt, dass meine Füße übermäßig gewölbt waren, mein Gewicht mehr, als es sein sollte, auf der Außenkante meiner Füße ruhte und so mein Gleichgewicht gestört wurde.

Als ich dies entdeckt hatte, habe ich zurückgeblickt, um zu sehen, ob es in meiner Vergangenheit eine Erklärung dafür geben könnte und es kam mir ein Hinweis in den Sinn, den mir der späte James Cathart – damals ein Mitglied der Charles-Kean-Company – mit auf den Weg gegeben hatte, als ich bei ihm Unterricht in Dramatischem Ausdruck und Interpretation genommen hatte. Von meiner Art zu gehen und zu stehen war er wahrlich nicht angetan. Von Zeit zu Zeit ließ er einfließen, dass ich den Boden mit den Füßen fassen solle und er hatte mir dann jeweils auch gezeigt, was er damit gemeint hatte. Ich tat mein Bestes, um ihn zu kopieren. Ich handelte in dem Glauben, dass ich in der Lage sein könnte, das zu tun, was mir empfohlen wurde, wenn ich etwas korrigieren wollte, was falsch war, und dass so alles gut werden würde.

Ich hatte mich wirklich angestrengt und mit der Zeit glaubte ich, dass meine Art zu stehen jetzt zufriedenstellend sei, weil ich dachte, dass ich jetzt „den Boden so mit meinen Füßen fasse“, wie ich es bei ihm gesehen hatte.

An diesem Irrglauben wird auf breiter Front festgehalten: Wenn uns nur gesagt wird, was zu tun ist, um eine falsche Art und Weise, etwas zu tun, zu korrigieren, sind wir der Meinung, das auch tun zu können. Und schon wenn wir nur fühlen, dass wir es tun, ist schon alles bestens geregelt. Alle meine Erfahrungen gehen jedoch in die Richtung zu zeigen, dass dieser Glaube nur eine Illusion ist.

Mit der Erinnerung an diese Erfahrung habe ich meine Beobachtungen vor dem Spiegel fortgesetzt und meinen Selbstgebrauch noch sorgfältiger als bisher beobachtet. Ich konnte schließlich erkennen, dass das, was ich mit meinen Beinen, Füßen und Zehen tat, wenn ich im Stehen rezitierte, meinen Selbstgebrauch im gesamten Organismus allgemein auf eine äußerst schädliche Weise beeinflusst hatte. Dies hat mich davon überzeugt, dass der Gebrauch dieser Teile mit einer Muskelspannung verbunden war, die nicht normal war, und indirekt mit meinen Halsproblemen in einem Zusammenhang stand. Meine Überzeugung wurde noch dadurch gestärkt, dass ich mich an etwas erinnerte, was mein Lehrer damals für notwendig gehalten hatte: Er wollte meine Art und Weise zu stehen verbessern, um bessere Ergebnissen bei meiner Rezitation zu erzielen. Allmählich wurde mir bewusst, dass die falsche Weise, wie ich mich gebrauchte, wenn ich daran dachte, „den Boden mit den Füßen zufassen“, dieselbe falsche Gebrauchsweise war, wenn ich beim Rezitieren meinen Kopf zurückgezogen und meinen Kehlkopf usw. niedergedrückt habe. Mir kam auch zu Bewusstsein, dass diese falsche Weise des Selbstgebrauchs einen kombinierten falschen Gebrauch aller meiner geistig-körperlichen Mechanismen darstellte. Mir wurde dann auch klar, dass mein Wunsch zu rezitieren, wie jeder andere Stimulus zur Aktivität auch, unausweichlich diesen gewohnten falschen Gebrauch ins Spiel kommen lassen und auch jeden meiner Versuche im Keim ersticken würde, einen besseren Selbstgebrauch beim Rezitieren zu verwenden.

Der Einfluss dieses falschen Gebrauchs war vom Prinzip her schon stark, weil er zu einer Gewohnheit geworden war. Aber in meinem Fall war er noch sehr viel stärker ausgeprägt, weil ich ihn in den vergangenen Jahren noch zusätzlich dadurch kultiviert hatte, dass ich mich bemühte, die Hinweise meines Lehrers umzusetzen, „den Boden mit den Füßen zu fassen". Dieser Einfluss wirkte deshalb auf mich als ein nahezu unwiderstehlicher Stimulus, mich in der gewohnten falschen Art und Weise selbst zu gebrauchen. Und der Stimulus für den allgemein falschen Gebrauch war bedeutend stärker als der Reiz, der von meinem Wunsch ausging, den neuen Gebrauch meines Kopfes und Halses zu verwenden. Ich sah nun, welchen Einfluss dieser Stimulus auf mich hatte: Er verführte mich dazu, meinen Kopf genau in die entgegengesetzte der von mir eigentlich gewollten Richtung zu lenken, wenn ich mich zum Rezitieren in Position gebracht hatte. Ich hatte jetzt wenigstens den Beweis dafür, dass all meine bisherigen Bemühungen, meinen Selbstgebrauch beim Rezitieren zu verbessern, fehlgeleitet worden sind.

Eines dürfen wir aber dabei nicht außer Acht lassen: Bei jeglicher Aktivität ist der Gebrauch eines bestimmten Teils sehr eng mit dem Gebrauch der anderen Teile des Organismus verknüpft. Und wir dürfen auch nicht vergessen, dass sich der Einfluss, der von den verschiedenen Teilen aufeinander ausgeübt wird, je nach der Gebrauchsweise dieser Teile beständig verändert. Wenn ein Teil, das an der Aktivität ***direkt*** *[A)] beteiligt ist, auf eine vergleichsweise neue Art und Weise verwendet werden soll, die noch nicht zur Gewohnheit geworden ist, ist der Stimulus, diesen Teil auf die neue Weise zu verwenden, noch schwach im Vergleich zu dem Reiz, die anderen Teile des Organismus in der alten gewohnten Weise zu verwenden, die bei er Aktivität* ***indirekt*** *[A)] zum Einsatz kommen.*

In meinem eigenen Fall hatte ich versucht, beim Rezitieren einen ungewohnten Gebrauch meines Kopfes und Halses zu bewirken. Der Stimulus, diesen neuen Gebrauch von Kopf und Hals auch zu verwenden, war deshalb zwangsläufig eher noch schwach im Vergleich zu dem Stimulus, den falschen gewohnheitsmäßigen Gebrauch der Füße und Beine zu verwenden, der mir dadurch sehr vertraut geworden war, dass ich ihn bei der Tätigkeit des Rezitierens beständig gepflegt hatte.

Hierin liegt auch die Schwierigkeit, wenn man Veränderungen vornehmen will, um nicht zufriedenstellende Verhältnisse des Gebrauchs und der Funktionsweise in zufriedenstellende zu verwandeln. Meine Erfahrungen im Unterricht haben mich gelehrt, dass auf den frühen Stufen des Unterrichts dem Einfluss eines gewohnten falschen Gebrauchs praktisch nicht zu widerstehen ist, wenn dieser falsche Gebrauch von einem Menschen, für welchen Zweck auch immer, kultiviert worden ist.

Zu dem gesamten Fragenkomplex der Steuerung [6)] des eigenen Gebrauchs habe ich dann eine ganze Reihe von Überlegungen angestellt. Ich habe mich gefragt, was eigentlich diese Steuerung ausmacht, auf die ich mich bisher immer verlassen hatte. Ich muss zugeben, dass ich bis zu diesem Zeitpunkt niemals wirklich genau durchdacht hatte, wie ich den eigenen Gebrauch gesteuert habe, sondern dass ich mich aus Gewohnheit so gebraucht habe, wie es sich für mich als *ganz natürlich angefühlt* hat. Mit anderen Worten habe ich mich auf mein „Gefühl" zur Steuerung meines Gebrauchs verlassen. Nach den Ergebnissen meiner Experimente zu urteilen, hatte mich diese Methode der Steuerung jedoch in die Irre geleitet. (Ich habe z. B. meinen Kopf zurückgezogen, wenn ich mir vorgenommen hatte, ihn nach vorne und oben zu bringen.) Es war der Beweis dafür, dass ich dem „Gefühl", das mit dieser Steuerung meines Gebrauchs verbunden war, tatsächlich nicht über den Weg trauen konnte.

Das war ein harter Schlag! Wenn es jemals einen Menschen gegeben hat, der sich in einer Sackgasse befunden hat, dann war ich es. Hier stand ich nun und war gezwungen, einer Tatsache ins Auge zu blicken: Meinem Gefühl, der einzigen Richtschnur, die mir zur Verfügung stand, um meinen Gebrauch auszurichten, konnte ich nicht trauen. Ich glaubte zunächst, dass dies nur meine individuelle Eigenart war und dass mein Fall aus der Reihe fiel, weil ich immer schon beständig gekränkelt hatte, solange ich zurückdenken konnte. Ich habe dann aber auch andere Menschen daraufhin getestet, ob sie sich in der Weise gebraucht haben, wie sie es sich vorgestellt haben zu tun. Und ich habe herausgefunden, dass auch ihr Gefühl, mit dem ihr Selbstgebrauch gesteuert wurde, auf Täuschungen beruhte. Der einzige Unterschied in dieser Hinsicht zwischen ihnen und mir bestand tatsächlich allein im Ausmaß der Täuschung. So entmutigt ich auch war, weigerte ich mich zu glauben, dass es hoffnungslos sein könnte, das Problem zu lösen. Allmählich zeichnete sich vor meinem geistigen Auge die Möglichkeit ab, mit dem, was ich bisher herausgefunden hatte, ein völlig neues Forschungsfeld zu eröffnen. Ich war von dem Wunsch förmlich besessen, auf diesem Feld zu forschen. Mein Verstand sagte mir: „Wenn es möglich gewesen ist, dass das Gefühl seine Zuverlässigkeit als Steuerungsinstrument verloren hat, sollte es doch sicherlich auch möglich sein, diese Zuverlässigkeit wieder herzustellen."

Für mich ist die Vorstellung von den wunderbaren Möglichkeiten des Menschen eine Quelle der Inspiration gewesen, seitdem ich dieses großartige Wortgemälde Shakespeares kennengelernt hatte:

> *Welch großartige Schöpfungsleistung ist der Mensch! Wie edel in seinem Denken! Wie grenzenlos in seinen Möglichkeiten! Wie bewundernswert in Form und Bewegung, wenn er sich darin ausdrückt! Im Handeln einem Engel gleich! In seiner Einsicht in die Dinge wie ein Gott! In ihm zeigt sich die Schönheit der Welt! Musterbeispiel der belebten Welt!*

Aber diese Worte wurden, so schien es mir, durch das verhöhnt, was ich in mir und anderen entdeckt hatte. Wer konnte weniger „edel im Denken“ und weniger „grenzenlos in seinen Möglichkeiten“ sein als dieser Mensch, der trotz seiner Anlagen in seinem Selbstgebrauch einem solchem Irrtum verfallen sein sollte? Hatte dieser Mensch auf diese Weise nicht ein solches Absinken seines Funktionsniveaus bewirkt, dass bei allem, was er zu tun beabsichtigte, sich diese schädlichen Verhältnisse in ihrer Schädlichkeit sogar noch verstärkt haben? Wie viele Menschen gibt es heute noch, von denen in Bezug auf ihren Selbstgebrauch gesagt werden könnte, dass sie sich „in Form und Bewegung bewundernswert ausdrücken“? Können wir den Menschen unter diesem Gesichtspunkt wirklich noch als „Musterbeispiel der belebten Welt“ betrachten?

Ich erinnere mich an eine Diskussion mit meinem Vater in diesem Zeitraum, in der wir über die Fehler beim Gebrauch gesprochen haben, die ich sowohl bei mir als auch bei anderen entdeckt hatte. Ich habe die Meinung vertreten, dass es unter diesem Gesichtspunkt keinen Unterschied zwischen uns und einem Hund oder einer Katze gebe. Auf seine Frage warum, habe ich erwidert: „Weil wir genauso wenig wissen, wie wir uns selbst gebrauchen, wie es ein Hund oder eine Katze weiß.“ Ich meinte damit folgendes: Die Gebrauchssteuerung eines Menschen ist dadurch, dass sie auf der Grundlage von Gefühlen geschieht, genauso irrational und instinktiv wie die eines Tieres. [7)] Ich habe dieses Gespräch nur erwähnt, weil es auf etwas hinweist, was ich schon damals erkannt hatte: In unserem gegenwärtigen Stadium der Zivilisation, das von der Notwendigkeit gekennzeichnet ist, sich beständig und rasch an eine sich schnell verändernde Umwelt anzupassen, ist eine irrationale, instinktive Steuerung des Gebrauchs, die den Bedürfnissen einer Katze oder eines Hundes durchaus gerecht wird, ganz und gar nicht mehr ausreichend für die Bedürfnisse des Menschen. Anhand meines eigenen Falles und auch bei Fällen von anderen hatte ich nachweisen können, dass eine instinktive Kontrolle und Steuerung des Gebrauchs so unzureichend und die damit verbundenen Empfindungen als Anleitung so unzuverlässig geworden waren, dass sie uns zum ganzen Gegenteil von dem führen konnten, was wir eigentlich tun wollten oder was wir zu tun glaubten. Wenn nun, wie ich vermutete, diese Unglaubwürdigkeit der Gefühle das Ergebnis des Lebens in der Zivilisation war, würde sie mit der Zeit mehr und mehr zu einer allgemeinen Bedrohung werden. In einem solchen Fall wären Kenntnisse über die Mittel, wie die Zuverlässigkeit der Gefühle wiederhergestellt werden könnte, von unbezahlbarem Wert. Ich erkannte, dass die Suche nach solchen Kenntnissen ein völlig neues Forschungsfeld eröffnen würde, eines, das mehr versprach als jedes andere, von dem ich bisher gehört hatte. Und ich machte mich daran, meine persönlichen Schwierigkeiten im Lichte dieser neuen Sachlage zu betrachten.

Wie von selbst drängten sich bestimmte Punkte förmlich auf:

- Das Zurückziehen und das Niederdrücken des Kopfes, wenn ich *das Gefühl hatte*, dass ich ihn nach vorne und oben führte, war ein Beleg dafür, dass ich den Gebrauch der betroffenen, speziellen Teile beständig falsch gesteuert habe und dass diese Fehlsteuerung mit Gefühlen verbunden war, die unglaubwürdig waren.
- Diese Fehlsteuerung war zum einen instinktiv und zum anderen untrennbar mit den unglaubwürdigen Gefühlen zu meinem gewohnten Selbstgebrauch verbunden.
- Die instinktive Fehlsteuerung, die zu einem falschen Selbstgebrauch, inklusive einem deutlich erkennbaren falschen Gebrauch meines Kopfes und Halses führte, *kam dann ins Spiel, wenn ich mich entschloss, meine Stimme zu gebrauchen. Mit anderen Worten war diese Fehlsteuerung meine Antwort, meine Reaktion, auf den Stimulus, meine Stimme zu gebrauchen.*

Als ich soweit war, die Bedeutung gerade dieses letzten Punktes zu überdenken, kam mir der folgende Gedanke: Wenn mich der Stimulus zum Gebrauch meiner Stimme erreichte, könnte ich doch die Fehlsteuerung hemmen, die mit meinem gewohnten falschen Gebrauch von Kopf und Hals verbunden war. So würde ich vielleicht meine unbefriedigende Reaktion auf die Vorstellung zu rezitieren an ihrem Ursprung stoppen können. (Diese Vorstellung hatte sich ja so ausgedrückt, dass ich meinen Kopf zurückgezogen, meinen Kehlkopf niedergedrückt und die Luft aktiv eingesogen habe.). Wenn diese Fehlsteuerung erst einmal gehemmt war, würde es in einem nächsten Schritt dann darauf ankommen herauszufinden, welche Art von Steuerung notwendig sein würde, um einen neuen und verbesserten Gebrauch von Kopf und Hals und indirekt auch von Kehlkopf, Atmung und den anderen Mechanismen zu gewährleisten. Ich war nämlich der Ansicht, dass eine solche Steuerung eine zufriedenstellende und nicht eine unbefriedigende Reaktion auf den Stimulus, meine Stimme zu gebrauchen, gewährleisten würde, sollte diese Steuerung den Anforderungen in der Praxis gerecht werden.

Bei der nun folgenden Arbeit wurde eines überdeutlich: Wenn ich zu einer Steuerung meines Gebrauchs gelangen wollte, die eine solch zufriedenstellende Reaktion tatsächlich auch *garantierte*, musste ich aufhören, mich auf das Gefühl zu verlassen, das an meine instinktive Reaktion gekoppelt war. Anstelle der Empfindungen mussten meine Denkprozesse zum Einsatz kommen,

- um die Verhältnisse des gegenwärtigen Gebrauchs zu analysieren,
- um die Mittel auszuwählen (rational zu bestimmen), mit denen ein befriedigender Gebrauch bewirkt werden könnte,
- und um *bewusst* die Steuerungsbefehle zu projizieren, die notwendig sein würden, um die ausgewählten Mittel zur Entfaltung kommen zu lassen.

Kurz gesagt, zog ich den folgenden Schluss: Wenn ich jemals in der Lage sein wollte, zufriedenstellend auf den Reiz zum Gebrauch meiner Stimme zu reagieren, musste ich meine bisherige instinktive (irrationale) Eigensteuerung durch eine neue bewusste (rationale) Steuerung ersetzen.

Der Gedanke, die Gebrauchskontrolle der Mechanismen des Menschen von der instinktiven auf eine bewusste Ebene zu verschieben, hat sich schon allein durch die Ergebnisse gerechtfertigt, die mit ihrer praktischen Anwendung bis jetzt erzielt worden sind. Allerdings wird es vielleicht noch viele Jahre dauern, bis seine volle Bedeutung als entscheidender Faktor in der menschlichen Entwicklung erkannt worden sein wird.

Ich machte mich also daran, diese Idee in die Praxis umzusetzen. Auf der Stelle wurde ich jedoch durch eine Reihe verwirrender und unerwarteter Erfahrungen aufgescheucht. Wie die meisten Menschen hatte ich bis dahin geglaubt, dass, wenn ich mir nur sorgfältig genug überlegte, wie ich meine Art und Weise verbessern könnte, eine bestimmte Handlung auszuführen, ich auch von meinem Verstand und nicht von meinem Gefühl geleitet wurde, wenn es soweit war, dass meine Überlegungen in die Tat umgesetzt werden sollten. Ich war wirklich der Meinung, mein „Verstand" sei der dominierende und effektivere Steuermann. Aber dieser Irrtum machte sich sofort bemerkbar, als ich versuchte, die bewusste Steuerung einzusetzen, um den falschen Selbstgebrauch zu korrigieren: Der falsche Selbstgebrauch *fühlte sich* nämlich *richtig an,* weil er zur Gewohnheit geworden war. In der Praxis zeigte sich, dass es keine klare Trennungslinie zwischen meiner irrationalen und meiner bewussten Steuerung gab. Und es erwies sich auch, dass ich kaum in der Lage war, ein Überlappen dieser beiden zu verhindern. Es gelang mir, bis zu dem Punkt meinen Verstand zu verwenden, an dem ich die Steuerungsbefehle projizierte, für die ich mich nach Analyse meiner gegenwärtigen Gebrauchsverhältnisse zur Erneuerung und Verbesserung meines Gebrauchs entschieden hatte. Alles lief gut, solange ich nicht versuchte, die Steuerungsbefehle beim Sprechen umzusetzen. Sobald ein beliebiger Impuls zum Gebrauch meiner Stimme mich erreichte, und ich versuchte, als Reaktion das Neue *zu tun,* das durch meine bewusste Steuerung bewirkt werden sollte (wie den Kopf nach vorne und oben zu nehmen), und ich *gleichzeitig zum Sprechen ansetzte,* fand ich beispielsweise heraus, dass ich augenblicklich in meine alten falschen Gebrauchsgewohnheiten zurückkehrte. So habe ich den Kopf zurückgeführt. Daran bestand überhaupt kein Zweifel: Ich konnte es jedes Mal im Spiegel sehen. Das war der klare Beweis: Wenn ich im entscheidenden Moment mein Ziel mit

Mitteln erreichen wollte, die im Gegensatz zu denen standen, die mit meinen alten Gewohnheiten verbunden waren, dominierte meine instinktive Steuerung über meine rationale. Sie dominierte meinen Willen, das zu tun, wozu ich mich eigentlich entschlossen hatte. Und ich hatte mich dazu entschlossen, weil dieses Tun offensichtlich das Richtige war. Sie dominierte meinen Willen, obwohl ich wirklich versucht habe, das Richtige zu tun (versuchen im üblichen Sinne). Wieder und wieder machte ich die Erfahrung, dass, sobald der Stimulus zu sprechen mich erreichte, meine Reaktion in einem Tun bestand, das im Zusammenhang mit der Tätigkeit des Sprechens im Einklang mit meiner alten gewohnten Gebrauchsweise stand.

Nach vielen äußerst ärgerlichen Erfahrungen dieser Art, entschloss ich mich, zum gegenwärtigen Zeitpunkt jeden weiteren Versuch aufzugeben, etwas zu „tun“, um mein Ziel zu erreichen. Und ich kam schließlich zu der folgenden Erkenntnis: Wenn ich jemals in der Lage sein wollte, meinen gewohnten Gebrauch zu verändern und meine instinktive Steuerung zu dominieren, *würde es notwendig sein, dass ich Erfahrungen darin sammelte, den Stimulus zum Sprechen zwar zu erhalten, es aber abzulehnen, unmittelbar irgendetwas als Reaktion darauf zu tun.* Ich hatte nämlich gesehen, dass eine solche unmittelbare Reaktion das Ergebnis einer Entscheidung meinerseits war, *etwas sofort zu tun,* weil ich ein bestimmtes Ziel direkt ansteuern wollte. Aufgrund dieser Entscheidung gab ich mir nicht die Gelegenheit, zunächst die neuen Steuerungsbefehle so oft wie nötig zu projizieren, die nach meiner rational gewonnenen Überzeugung die besten Mittel waren, mit denen ich dieses Ziel erreichen könnte. Dies konnte aber nur eines bedeuten: Die alte instinktive Steuerung, die - im Zusammenspiel mit Empfindungen, denen nicht zu trauen war - bis zu diesem Zeitpunkt der dominierende Faktor beim Aufbau meines gewohnheitsmäßigen falschen Gebrauchs war, kontrollierte weiterhin meine *Reaktionsweise*. So war es unvermeidlich, dass meine alte falsche Gebrauchsgewohnheit wieder und wieder ins Spiel gebracht wurde.

Ich entschloss mich deshalb, meine Arbeit darauf zu beschränken, mir allein die Steuerungsbefehle zu erteilen, und nicht zu versuchen, sie tatsächlich „in die Tat umzusetzen" oder sie in irgendeiner Weise auf das Sprechen zu beziehen. Über lange Perioden habe ich vor dem Spiegel mir die neuen Steuerungsbefehle erteilt, manchmal viele Tage oder Wochen lang hintereinander und manchmal sogar über Monate, ohne dass ich einen Versuch unternommen hatte, sie tatsächlich zu „tun". Die Erfahrungen, die ich daraus gewonnen hatte, dass ich mir nur diese Steuerungsbefehle erteilt hatte, erwiesen sich von großem Wert, als schließlich die Zeit gekommen war zu überlegen, wie sie in die Praxis umgesetzt werden könnten.

Diese Erfahrungen lehrten mich vor allem dieses:

- Bevor ich einen Versuch starten konnte, auch nur den ersten Teil der neuen Mittel-und-Wege [A)] zu „tun" - zu diesen Mitteln-und-Wegen hatte ich mich entschlossen, um mein Ziel (in diesem Fall den Gebrauch der Stimme und die Rezitation) zu erreichen – musste ich die vorbereitenden Steuerungsbefehle für den ersten Abschnitt zu diesem Tun viele Male erteilt haben.
- Ich musste fortfahren, die vorbereitenden Steuerungsbefehle für den ersten Abschnitt zu erteilen, während ich die vorbereitenden Steuerungsbefehle für den zweiten Abschnitt meines geplanten Tuns erteilte.
- Und ich musste fortfahren, die vorbereitenden Steuerungsbefehle für den ersten und zweiten Abschnitt meines geplanten Tuns zu erteilen, während ich die vorbereitenden Steuerungsbefehle für den dritten Abschnitt meines geplanten Tuns erteilte. Und immer so weiter, wie es erforderlich war für den vierten und die weiteren Abschnitte.

Nachdem ich mit dem kombinierten Prozess vertraut genug war, die Steuerungsbefehle für die neuen Mittel-und-Wege in der richtigen

Reihenfolge zu erteilen und die verschiedenen Mechanismen einzusetzen, die mit den Mitteln-und-Wegen zum Aufbau des neuen Gebrauchs im Einklang standen, habe ich schließlich folgendes entdeckt: Dieser Prozess musste zunächst noch eine beträchtliche Zeit lang in der Praxis durchgegangen werden, bevor tatsächlich versucht werden konnte, die neuen „Mittel-und-Wege" auch auf das Sprechen anzuwenden.

Der oben beschriebene Prozess ist ein Beispiel für das, was Prof. John Dewey „Denken in der Aktivität" genannt hat. Jeder, der dies getreulich tut, während er versucht, ein Ziel zu erreichen, wird herausfinden, dass er zu einer neuen Erfahrung mit dem gelangt, was er „denken" nennt. Meine tagtäglichen Unterrichtserfahrungen haben gezeigt, dass wir alle durchaus einen Steuerungsbefehl projizieren können, wenn wir auf ein bestimmtes Ziel hinarbeiten, dass es sich aber für jeden Schüler, den ich bisher kennengelernt habe, als der Pferdefuß erwiesen hat, diesen Steuerungsbefehl weiterhin zu erteilen, wenn der zweite projiziert wird, weiterhin die ersten beiden zu erteilen, wenn der dritte hinzugefügt wird, und weiterhin diese drei Steuerungsbefehle bestehen zu lassen, wenn wir uns dann daran machen, unser Ziel zu erlangen.[9)]

Es kam die Zeit, da ich der Meinung war, jetzt lange genug die Mittel-und-Wege ausprobiert zu haben, und ich machte erste Versuche, sie zum Zwecke des Sprechens anzuwenden. Ich musste aber zu meinem Entsetzen erkennen, dass mir dies sehr viel öfter misslang, als dass ich dabei Erfolg hatte. Je mehr ich diese Versuche fortsetzte, umso verwirrender wurde die Situation. Es bestand nämlich wirklich kein Zweifel daran, dass ich beständig versuchte, meine gewohnte Reaktion auf den Stimulus zum Sprechen zu hemmen und dass ich die neuen Steuerungsbefehle wieder und wieder erteilt hatte. Zumindest war es das, was ich mir vorgenommen hatte, und das, von dem ich gedacht hatte, dass ich es tat. Soweit ich dies bis zu diesem Zeitpunkt beurteilen konnte, sollte ich doch jetzt in der Lage sein, die neuen „Mittel-und-Wege" zur Erlangung meines Zieles mit einiger Zuversicht anzuwenden. Die Realität war aber eine andere: Sehr viel öfter war mir dies misslungen, als dass ich dabei erfolgreich war. Es wurde zu einer Gewissheit, dass ich erneut zurückgehen und meine Grundannahmen noch einmal überdenken musste.

Bei diesen erneuten Überlegungen wurde eines deutlicher als jemals zuvor: Die Situationen, in denen ich versagt hatte, waren solche, in denen ich nicht in der Lage war, die Dominanz meines falschen gewohnten Gebrauchs zu brechen, wenn ich versuchte, die neuen „Mittel-und-Wege“ zusammen mit der Vorstellung, mein Ziel anzugehen, und zusammen mit der Vorstellung vom Sprechen einzusetzen. Ich sah auch - dies zu erkennen, war ganz besonders wichtig - dass die instinktive Steuerung in Verbindung mit meinem gewohnten Gebrauch trotz all meiner vorbreitenden Arbeit weiterhin meine bewusste rationale Steuerung dominierte. Ich war aber auch weiterhin davon überzeugt, dass die gewählten Mittel für meinen Zweck die richtigen waren. Deshalb entschloss ich mich, an anderen Stellen nach der Ursache für meine unerfreulichen Ergebnisse zu suchen.

Mit der Zeit regten sich aber auch Zweifel: War mein Versagen nicht doch auf Fehler bei mir selbst zurückzuführen? War ich vielleicht nur persönlich nicht in der Lage, eine Sache mit den zufriedenstellenden „Mitteln-und-Wegen“ zu tun, was für einen anderen kein wirkliches Problem darstellte? Überall suchte ich nach möglichen Ursachen und über lange Nachforschungen kam ich zu dem folgenden Schluss: Es war für mich zwingend notwendig, einen konkreten Beweis zu suchen, ob ich in dem kritischen Moment, da ich versuchte, mein Ziel anzugehen und zu sprechen begann, wirklich weiterhin die Steuerungsbefehle in der richtigen Reihenfolge für den neuen und besseren Gebrauch projizierte oder ob ich beständig zu der instinktiven Fehlsteuerung meines alten gewohnten Gebrauchs zurückkehrte, die mit all meinen Halsproblemen verbunden war. Durch sorgfältig durchgeführte Experimente fand ich heraus, dass ich die Steuerungsbefehle zu meinem neuen Gebrauch bis zu dem Punkt in der richtigen Reihenfolge erteilte, an dem ich mein Ziel anvisieren und mit dem Sprechen beginnen wollte. In dem kritischen Moment aber, in dem es erfolgreich gewesen wäre, beharrlich die neuen Steuerungsbefehle weiterzuerteilen, schwenkte ich stattdessen um auf die Fehlsteuerung, die mit meinem gewohnten alten Gebrauch verknüpft war. Jetzt hatte ich den konkreten Beweis: Ich hatte meine Steuerungsbefehle für meinen neuen Gebrauch zum Zwecke des Sprechens doch nicht so durchgängig projiziert, wie ich es gedacht hatte. Vielmehr reagierte ich auf den Stimulus zu sprechen weiterhin instinktiv mit meinem gewohnten Gebrauch. Im Klartext bedeutete dies: Zu „fühlen" oder zu denken, dass ich die alte instinktive Reaktion gehemmt haben könnte, bewies nicht, dass dies auch tatsächlich der Fall war. Folglich musste ich mir auf anderem Wege „rationale Gewissheit" verschaffen.

Dieses hatte ich ja bereits bemerkt: Zusammen mit meinem alten gewohnten Gebrauch hatte meine instinktive Steuerung bei allen Gelegenheiten, in denen ich versagt hatte, meine rationale Steuerung für meinen neuen Gebrauch dominiert. Allmählich kam ich zu der Einsicht, dass dies auch gar nicht anders sein konnte. Seit den ersten Anfängen der menschlichen Entwicklung und des menschlichen Wachstums ist die instinktive Steuerung die Steuerungsform seines Selbstgebrauchs gewesen, mit der der Mensch überhaupt in Erfahrung gekommen ist. Vielleicht müssen wir die instinktive Steuerung deshalb quasi zu unserem Erbgut zählen. Konnte es so verwundern, dass in meinem Fall der Einfluss dieser ererbten instinktiven Steuerung in Verbindung mit meinem alten gewohnten Gebrauch die meisten meiner Bemühungen ins Leere laufen ließen, eine bewusste rationale Steuerung für einen neuen Gebrauch zu verwenden? War dies wirklich so verwunderlich, wenn man meinen mit einer instinktiven Steuerung verbundenen Selbstgebrauch berücksichtigt, der mir vertraut geworden und zu einem Teil von mir geworden war und *sich richtig und natürlich anfühlte*? Bei dem Versuch, eine bewusste, rationale Steuerung zu verwenden, um einen neuen Gebrauch zu etablieren, habe ich in mir nicht nur jene spezifische Tendenz des Menschen bekämpft, die uns alle in kritischen Momenten dazu veranlasst, zu unserer instinktiven Steuerung und damit zu unserem vertrauten Selbstgebrauch zurückzukehren. Ich habe zudem mit der fehlenden Erfahrenheit der Spezies Mensch zu kämpfen gehabt, überhaupt bewusste Steuerungsbefehle auszusenden, und ganz besonders bewusste Steuerungsbefehle in einer bestimmten Reihenfolge.

Wie der aufmerksame Leser bereits erfahren hat, hatte ich schon sehr früh erkannt, dass ich meinem Gefühl zur Steuerung meines Gebrauchs tunlichst nicht trauen sollte. Bisher hatte ich jedoch an keiner Stelle vollständig realisiert, was dies im Einzelnen beinhaltete. Vor allem hatte ich nicht realisiert, dass die Sinneserfahrungen in Verbindung mit meinem neuen Gebrauch so ungewohnt sein würden und sich deshalb unnatürlich und falsch „anfühlen" mussten. Aufgrund meiner fest verankerten Gewohnheit, die Richtigkeit der Gebrauchserfahrungen dadurch zu beurteilen, wie sie sich *anfühlten,* musste ich unausweichlich davor zurückschrecken, den neuen Gebrauch zu verwenden, wie jeder andere auch.

Nun ist es ganz offensichtlich so, dass sich jeder neue Gebrauch anders anfühlen muss als der alte. So muss sich der neue Gebrauch zwangsläufig falsch anfühlen, wenn sich der alte Gebrauch richtig angefühlt hat. Ich sah mich jetzt mit der Tatsache konfrontiert, dass ich bei all meinen Bemühungen der vergangenen Monate, einen neuen Selbstgebrauch zu verwenden, der sich falsch anfühlen musste, gleichzeitig darauf vertraut habe, dass mir mein Gefühl von Richtig signalisieren sollte, ob ich den neuen Gebrauch verwendet habe oder nicht. Dies konnte nur folgendes bedeuten: Alle meine bisherigen Bemühungen hatten sich aufgelöst zu einem Versuch, im Moment des Sprechens meine rationale Steuerung meines Gebrauchs zu verwenden, während ich tatsächlich meinen alten gewohnten Gebrauch ins Spiel gebracht habe, um den Versuch erst einmal starten zu können. Dadurch dass ich aber meinen alten gewohnten Gebrauch ins Spiel gebracht habe, bin ich auch zu meiner alten instinktiven Steuerung zurückgekehrt. Kein Wunder also, dass sich diese Versuche als Fehlschläge erwiesen haben!

Angesichts dessen wurde mir jetzt eines ganz klar: Wenn ich jemals erfolgreich die gewünschten Veränderungen bei meinem Gebrauch herbeiführen wollte, musste ich all die Prozesse, die diesen Gebrauch steuern, zum Gegenstand neuer Erfahrungen machen. Diese neuen Erfahrungen mussten wirklich vom Verstand und nicht vom Gefühl dominiert sein, besonders in dem kritischen Moment, wenn die Erteilung der Steuerungsbefehle mit einem „Tun" zur Erreichung des gewünschten Zieles verschmilzt. Folglich musste ich darauf vorbereitet sein, die jeweilige Verfahrensweise durchzuhalten, von der ich erkannt hatte, dass sie für meinen Zweck die beste ist, auch wenn sich diese Verfahrensweise *falsch* anfühlen sollte. Mit anderen Worten musste mein Vertrauen in meine rationalen Verfahrensweisen ein echtes, tiefes Vertrauen sein, wenn es mich sicher an mein „Ziel" bringen sollte, und nicht ein halbes, leicht zerbrechliches Vertrauen, das auch auf die Bestätigung durch ein *Gefühl von richtig* angewiesen ist. Koste es, was es wolle: Ich musste einen Plan ausarbeiten, der mir den konkreten Beweis dafür lieferte, dass meine instinktive Reaktion auf den Stimulus, mein Ziel zu erreichen, unterdrückt blieb, während ich die Steuerungsbefehle zur Verwendung des neuen Gebrauchs in dem kritischen Moment, da ich mein Ziel angehen wollte, in ihrer Reihenfolge projizierte.

Nach vielen Versuchen, dieses Problem zu lösen, bei denen ich Erfahrungen gesammelt habe, die sich als sehr wertvoll erwiesen haben und die für mich auch faszinierend waren, hatte ich schließlich den folgenden Plan [10)] gefasst:

Mein Ziel sollte es weiterhin sein, einen bestimmten Satz zu sprechen. Deshalb wollte ich auch in derselben Weise beginnen wie bislang.

- Ich wollte weiterhin jede unmittelbare Reaktion auf den Stimulus, den Satz zu sprechen, hemmen.
- Auch wollte ich weiterhin die Steuerungsbefehle für die primäre Kontrolle in ihrer Reihenfolge aussenden. Diese Steuerungsbefehle hatte ich ja nach genauer Analyse als die besten für meinen Zweck ausgewählt, den neuen und verbesserten Gebrauch beim Sprechen zu bewirken.

- Zudem wollte ich solange fortfahren, diese Steuerungsbefehle auszusenden, bis ich davon überzeugt war, dass ich mit ihnen ausreichend vertraut war, um sie für meinen Zweck, mein Ziel zu erreichen und den Satz auszusprechen, benutzen zu können.

Das war ja der Moment, der sich für mich jeweils als kritisch erwiesen hatte, weil ich in dieser Situation dazu neigte, auf meinen alten Gebrauch umzuschwenken. An dieser Stelle nun wollte ich meine gewohnte Vorgehensweise ändern.

- *Während ich weiterhin die Steuerungsbefehle für meinen neuen Gebrauch projizierte,* wollte ich ein Stoppzeichen setzen und mit Absicht erneut meine erste Entscheidung überdenken, um mir diese Fragen zu stellen: „Soll ich jetzt wirklich den nächsten Schritt tun, um das Ziel zu erreichen, das ich mir vorgenommen habe? Soll ich jetzt wirklich den Satz sprechen? Oder soll ich es nicht tun? Oder sollte ich mir überhaupt ein anderes Ziel vornehmen? - *Und erst dann und dort wollte ich eine erneute Entscheidung treffen,* wie ich mit dem ursprünglichen Ziel verfahren wollte.
- Wenn ich mein ursprüngliches Ziel nicht weiter verfolgen wollte, wollte ich *fortfahren, die Steuerungsbefehle zu erteilen, die den neuen Gebrauch erhalten,* wollte dann aber den Satz nicht sprechen.

  Wenn ich mein Ziel verändern und etwas anderes tun wollte, etwa meine Hand heben anstatt den Satz sprechen, wollte ich *fortfahren, die Steuerungsbefehle zu erteilen, die den neuen Gebrauch erhalten,* und würde dann die letzte Entscheidung ausführen und meine Hand heben.

  Wenn ich aber nach diesen reiflichen Überlegungen mein Ziel weiterhin verfolgen wollte, wollte ich *fortfahren, die Steuerungsbefehle zu erteilen, die den neuen Gebrauch erhalten,* und dann den Satz tatsächlich sprechen.

Der Leser wird gesehen haben, dass mit dem neuen Plan die Veränderung in der Vorgehensweise in dem kritischen Moment zum Tragen kommt, in dem ich bisher zu meiner instinktiven Fehlsteuerung und zu meinem gewohnten falschen Gebrauch zurückgekehrt bin, wenn ich an meinem Ziel festgehalten habe. Meine Überlegungen dabei waren folgende: Wenn ich in dem kritischen Moment ein Stoppzeichen setze und dann, ohne dass ich aufhöre, die Steuerungsbefehle für meinen neuen Gebrauch zu projizieren, erneut entscheide, für welches Ziel der neue Gebrauch verwendet werden soll, könnte ich durch dieses Vorgehen meinen instinktiven Steuerungsprozessen bestimmt zu einer neuen Erfahrung verhelfen, die im Gegensatz zu jeder Erfahrung steht, auf die diese Steuerungsprozesse bisher geeicht waren. Bis dahin hatte der Stimulus, sich für ein festgelegtes Ziel zu entscheiden, immer dieselbe gewohnte Aktivität bewirkt, mit der auch die Projektion der instinktiven Steuerungsbefehle für den Gebrauch verknüpft war, den ich gewohnheitsmäßig zur Erreichung meines Zieles verwendet hatte. Durch die neue Vorgehensweise konnte dies verändert werden: *Solange die rationalen Steuerungsprozesse zur Herstellung der neuen Gebrauchsverhältnisse bewusst beibehalten werden,* würde der Stimulus, sich für ein vorbestimmtes Ziel zu entscheiden, eine Aktivität bewirken, die sich von der alten gewohnten Aktivität unterscheidet. Die alte Aktivität konnte nicht außerhalb eines vorgegeben Zieles, die neue Aktivität jedoch für die Erreichung jedes bewusst gewünschten Zieles kontrolliert werden.

> *Eines möchte ich noch besonders herausheben: Diese Vorgehensweise steht nicht nur im Gegensatz zu jeder Verfahrensweise, auf die unsere individuelle instinktive Steuerung durch beständiges Einüben geeicht ist. Sie steht auch im Gegensatz zu den instinktiven Prozessen des Menschen, die durch alle evolutionären Erfahrungen hindurch ohne Unterlass eingeübt worden sind.*

Als ich mich daranmachte, diesen Plan umzusetzen, fand ich meine Argumentation durch die Erfahrung bestätigt und ich erhielt den Beweis, nach dem ich gesucht hatte: Meine instinktive Reaktion auf den

Stimulus, mein ursprüngliches Ziel zu erreichen, wurde nicht nur am Anfang gehemmt, *sie blieb durchgängig gehemmt, solange ich meine Steuerungsbefehle für den neuen Gebrauch projizierte.* Dieser Beweis ergab sich aus der Entscheidung, meine neuen Gebrauchsverhältnisse zu erhalten, um entweder ein anderes als das ursprünglich anvisierte Ziel zu erreichen – so habe ich in den meisten Fällen entschieden - oder um es einfach abzulehnen, das ursprüngliche Ziel zu erreichen. Die Erfahrungen, die ich dabei gesammelt habe, die neue Gebrauchsweise zu erhalten, halfen mir, den neuen Gebrauch in den Situationen zu erhalten, wenn ich mich in dem kritischen Moment entschlossen hatte, trotzdem weiter mein ursprüngliches Ziel zu verfolgen und den Satz auszusprechen. Dies war ein weiterer Beleg dafür, dass ich mehr und mehr in der Lage war, jeden Einfluss jenes gewohnten falschen Gebrauchs zu besiegen, der ja der Stimulus für meine ursprüngliche Entscheidung war, den Satz auszusprechen. Es war der Beleg dafür, dass meine bewusste rationale Steuerung schließlich doch über die unterbewusste, instinktive Steuerung dominierte, die mit meinem gewohnten nicht zufriedenstellenden Selbstgebrauch verknüpft war.

Nachdem ich eine nicht unbeträchtliche Zeit nach diesem Plan gearbeitet hatte, bin ich schließlich von meiner Neigung befreit worden, beim Rezitieren auf meinen alten gewohnten Gebrauch zurückzugreifen. Die sich daraus ergebende markante Wirkung auf meine Funktionsweisen hat mich davon überzeugt, dass ich wirklich auf dem richtigen Weg war. Mit der Befreiung von dieser Neigung wurde ich auch von meinen Hals- und Stimmproblemen, meinen Atemschwierigkeiten und meinen Nasenproblemen befreit, die mich seit meiner Geburt begleitet hatten.

Kapitel 2

WIE SICH GEBRAUCH UND FUNKTIONSWEISE ZUR REAKTION VERHALTEN

Der Leser, der sich meine Erfahrungen vor Augen führt, die ich im vorigen Kapitel versucht habe zu beschreiben, wird eines wohl bemerkt haben: Von einem gewissen Punkt meiner Untersuchungen an musste ich einsehen, dass meine Reaktion auf einen bestimmten Stimulus beständig das Gegenteil von dem war, was ich gewollt hatte. Und bei der Suche nach einem Grund für diesen Umstand musste ich erkennen, dass ich meiner sinnlichen Wahrnehmung [A)] (meinem Gefühl) vom Gebrauch meiner Mechanismen nicht trauen konnte. Diese Wahrnehmung war so trügerisch, dass sie mich dahin führte, mit einem Selbstgebrauch zu reagieren, der sich zwar *richtig* anfühlte, der aber tatsächlich sehr oft für meinen Zweck falsch war.

Ich streiche speziell diesen Punkt heraus, weil ich in den vielen Jahren, in denen ich mich intensiv darum gekümmert habe, meinen Schülern beizubringen, die Art und Weise ihres Selbstgebrauchs zu verbessern und zu kontrollieren, eines herausgefunden habe: Ausnahmslos war bei allen Schülern die sinnliche Wahrnehmung - in unterschiedlichem Maße zwar - so trügerisch, dass sie, nicht anders als in meinem Fall, einen schädlichen Einfluss auf ihren Gebrauch, ihre Funktionsweise und letztendlich darauf ausgeübt hat, wie die Schüler auf Stimuli reagiert haben. Die Erfahrungen haben mich allesamt von einem wirklich überzeugt: Wenn wir das Problem lösen wollen, wie die menschliche Reaktion kontrolliert werden kann, ist es von überragender Bedeutung, die allgemein vorherrschende Regentschaft einer sinnlichen Wahrnehmung zu beenden, die unzuverlässig geworden ist.

Und ein weiterer wichtiger Punkt in Verbindung mit der Kontrolle der menschlichen Reaktion ist dieser: Mit Entdeckung der Primärkontrolle war ich in der Lage, Verbesserungen der sinnlichen Wahrnehmung in Bezug auf den Gebrauch meiner Mechanismen zu bewirken. Dies wiederum war verbunden mit einer Verbesserung der Funktionen in meinem gesamten Organismus. Als ich dann ein Stadium erreicht hatte, in dem durch den Einsatz der Primärkontrolle eine neue Gebrauchsweise zur Routine geworden war, war ich in dem Augenblick, da mich der Stimulus erreichte, meine Stimme zu gebrauchen, in der Lage, meine instinktive Fehlsteuerung zu hemmen. Diese instinktive Fehlsteuerung hatte mich bisher nämlich zu meinem alten schädlichen Gebrauch meines Kopfes und Halses und meiner Stimmorgane veranlasst und so zu meiner Heiserkeit geführt. Tatsächlich konnte ich sie durch eine bewusste Steuerung ersetzen. Diese führte dazu, dass ich meinen Kopf, meinen Hals und meine Stimmorgane auf eine neue Art und Weise gebrauchte, die nicht mit Heiserkeit verbunden war.

Der Stimulus, meine Stimme zu benutzen, brachte folglich nicht länger jene alte Reflexaktivität ins Spiel, die auch das Zurück- und Einziehen des Kopfes mit einschloss, die dazu führte, dass sich meine Statur verkürzte, und was sonst noch meine gewohnte Reaktion auf den Stimulus ausmachte. Stattdessen kam eine neue Reflexaktivität zum Zuge, die auch beinhaltete, dass ich meinen Kopf nach vorne und oben führte, so dass sich meine Statur verlängerte. Diese neue Reflexaktivität hat sich nun durch ihre Ergebnisse als eine zufriedenstellende Reaktion auf den Stimulus erwiesen.

Ich habe die Primärkontrolle verwendet, um eine Verbesserung meiner Reaktion auf den Stimulus, meine Stimme zu gebrauchen, zu bewirken, so dass meine stimmlichen Aktivitäten nicht dazu führten, dass ich heiser wurde. Das mir dies tatsächlich gelungen ist, war der Beleg dafür, dass ich bei meinen Erfahrungen schon ziemlich früh ein praktisches Mittel gefunden hatte, mit dem meine gewohnte Reflexaktivität „konditioniert“ werden konnte. Sie wurde daraufhin konditioniert, dass sie zu einer natürlichen Konsequenz des verwendeten Verfahrens wurde. Die neue Reflexaktivität, zu der die alte *in diesem Pro-*

zess verändert wurde, war nämlich mit den neuen und verbesserten allgemeinen Gebrauchs- und Funktionsverhältnissen verknüpft. [11)]

Die Ergebnisse wurden mit dem Verfahren erreicht, das auf den Seiten 31ff genauer beschrieben worden ist. Sie geben tatsächlich entscheidende Hinweise darauf, wie eine schädliche Reflexaktivität, bewirkt durch eine Fehlsteuerung des Gebrauchs, bewusst unter Kontrolle gehalten werden kann, auch angesichts des Erregungszustands, der mit der Ausführung des Verfahrens verbunden ist. [12)]

Der Leser hat ja gesehen, dass es mir möglich war, durch eine veränderte Steuerung meines Gebrauchs eine bewusste Kontrolle über meine Reaktion zu erlangen. Deshalb wird er meiner Meinung nach auch verstehen können, warum es außerordentlich wichtig ist, *die instinktive Steuerung durch eine bewusste Steuerung zu ersetzen, um den Gebrauch zu verändern.* Und er wird auch nachvollziehen können, warum ich glaube, dass Kenntnisse über die Mittel, mit denen eine solche Veränderung in die Wege geleitet werden kann, bei jeglicher Erziehungsarbeit von unschätzbarem Wert sind.

All die Erfahrungen, die ich bei der Bewältigung meiner eigenen Schwierigkeiten gewonnen habe, haben sich für mich von großem Wert erwiesen, um praktisch allen Schwierigkeiten und Bedürfnissen meiner Schüler gerecht zu werden. Aus diesen Erfahrungen habe ich vor allem auch dieses gelernt: Ich konnte es den Schülern nicht ermöglichen, die Funktionsweise ihrer Organe, Systeme oder Reflexe *direkt* zu kontrollieren, konnte ihnen aber die Herrschaft über die Mittel geben, mit denen generell ihre Funktionsweise *indirekt* kontrolliert werden kann, indem ich ihnen beigebracht habe, wie sie bewusst die Primärkontrolle über ihren Gebrauch verwenden können. Dieses Prinzip zu einem Grundprinzip beim Einsatz meiner Technik gemacht zu haben, hat sich durch die Erfahrungen, die ich gemacht habe, als voll und ganz berechtigt erwiesen und bis zum heutigen Tag habe ich keinen Grund gehabt, von diesem Prinzip abzuweichen. Meine durchgängigen Erfahrungen haben mich von einem wirklich überzeugt: Wenn nicht eine bewusste Steuerung in Verbindung mit einem sich verbessernden Niveau der sinnlichen Wahrnehmung dieses Gebrauchs installiert worden ist, werden all jene, die auf den verschiedenen Feldern mit dem Problem befasst sind, wie die menschliche Reaktion kontrolliert werden kann, wahrscheinlich keine Methode entwickeln können, um das Problem der bewussten oder, wie es manchmal auch genannt wird, des „bedingten" Verhaltens in irgendeiner Weise zu lösen.

Bei jeglicher Diskussion über die menschliche Reaktion können wir bestimmte, allgemein bekannte Fakten über die Natur der menschlichen Aktivität als gegeben voraussetzen: Die menschliche Aktivität ist primär ein Prozess, bei dem ununterbrochen Reaktionen auf Stimuli erfolgen, die entweder aus dem Inneren des Selbst oder von außerhalb des Selbst empfangen werden. So ist der erste Atemzug eines Neugeborenen eine Reaktion auf einen Stimulus an das Atemzentrum und ein Kind bleibt überhaupt nur solange ein lebender Organismus, wie es in der Lage ist, Stimuli zu empfangen und auf sie zu reagieren. Kein Mensch kann einen Stimulus anders empfangen als durch seine sensorischen Mechanismen. Angenommen man könnte den sensorischen Apparat daran hindern, Stimuli zu empfangen, eine Reaktion wäre dann überhaupt nicht möglich und daher auch keine weiteren Aktivitäten. Das Leben selbst würde enden.

Wenn erst einmal erkannt worden ist, dass jede Handlung eine Reaktion auf einen von den sensorischen Mechanismen empfangenen Stimulus ist, kann keine Handlung mehr als rein „geistig" oder als rein „körperlich" beschrieben werden. Allenfalls könnte man sagen, dass bei manchen Handlungen die „geistige" Seite überwiegt und bei anderen die „körperliche". Das Heben des Armes soll uns dafür als Beispiel dienen. Von vielen Menschen wird es als eine nur „körperliche" Handlung beschrieben. Wenn wir aber genauer hinsehen, was zwischen dem Empfang eines Stimulus zum Heben des Armes und der Ausführung dieser Handlung geschieht, werden wir einsehen müssen, dass eine konzertierte Aktivität stattfindet: Sie bringt nicht nur die Prozesse ins Spiel, die von den meisten Menschen gewohnheitsmäßig als „körperlich" betrachtet werden, sondern auch Prozesse, die von ihnen als „geistig" eingestuft werden. Wenn uns der Stimulus trifft, den Arm zu heben, ist sein Ergebnis, dass wir uns die Handlung zunächst einmal „geistig" vorstellen, wie wir bereits erfahren haben. Dieser Vorstellung folgt ein weiterer sogenannter „geistiger" Prozess: Entweder erteilen wir unsere Zustimmung dazu, auf den Stimulus zu reagieren, indem wir den Arm heben, oder wir verweigern unsere Zustimmung dazu. Wenn die Zustimmung verweigert wird, wird die Reaktion gehemmt, die darin münden würde, den Arm zu heben und der Arm wird nicht gehoben. Wenn die Zustimmung erteilt wird, kommt die Steuerung der für das Heben des Armes erforderlichen Mechanismen zur Wirkung und die Informationen werden übermittelt, die die Kontraktion bestimmter Muskelgruppen und die Entspannung anderer Muskelgruppen in die Wege leiten: Die Folge ist letztendlich das Heben des Armes.

In diesem Zusammenhang dürfen wir aber eines nicht vergessen: Bei den meisten Menschen ist die Steuerung ihres Selbstgebrauchs gewohnheitsmäßig und instinktiv. Wenn dann die Zustimmung erteilt wird, auf den Stimulus, eine bestimmte Handlung auszuführen, so zu reagieren, dass die Menschen die Handlung tatsächlich ausführen, werden sie diese folglich, wie man sagt, „instinktiv" ausführen, ohne eine rationale Vorstellung davon, welche Art der Steuerung beim Gebrauch der Mechanismen für eine zufriedenstellende Ausführung erforderlich ist.

Unglücklicherweise tendiert diese instinktive Steuerung des Gebrauchs mit zunehmender Verbreitung einer unzuverlässigen sinnlichen Wahrnehmung [13)] mit der Zeit dazu, mehr und mehr zu einer Fehlsteuerung zu werden. Eine solche Fehlsteuerung hat eine schädigende Wirkung auf die Funktionen und in der Folge auch auf die Reaktionen, die aus den Funktionsschädigungen resultieren. Auch in meinem Fall hatte sich dies erwiesen.

Diese unbefriedigenden Reaktionen manifestieren sich dann als Symptome oder Defekte, als sogenanntes „geistiges“ oder „moralisches“ Versagen, als Störung und als Krankheit. Wenn diese vorhanden sind, kann dies umgekehrt als Indiz dafür genommen werden, dass ein falscher Gebrauch und falsche Funktionsweisen [14)] im gesamten Organismus anzutreffen sind. Meine Erfahrungen mit Fällen, in denen sich eines dieser „Symptome“ manifestiert hatte, haben mir eines gezeigt: Dort, wo eine neue und zufriedenstellende Gebrauchssteuerung der Mechanismen installiert worden war, die zu einer Verbesserung der mit dem Gebrauch verbundenen Funktionsweise führte, hatten diese Symptome die Neigung, im Laufe des Prozesses allmählich zu verschwinden. Sie wurden ersetzt durch Zeichen von Gesundheit und Wohlergehen oder auch durch zufriedenstellende Reaktionen. Mit diesen Erfahrungen sind auch die folgenden Thesen gut zu begründen: Bei der Behandlung eines jeglichen spezifischen Symptoms ist es an erster Stelle erforderlich, die Fehlsteuerung zu unterbinden, die zu einem falschen Gebrauch und zu einer falschen Funktionsweise führt. An ihrer Stelle ist eine neue und zufriedenstellende Steuerung einzurichten, mit deren Hilfe eine Verbesserung beim Gebrauch und in der Funktionsweise im gesamten Organismus bewirkt wird.

Diese indirekte Vorgehensweise gehorcht dem Prinzip der Unteilbarkeit des menschlichen Organismus. Dieses Prinzip arbeitet dann zum Guten des Menschen, wenn er ein Verständnis für die Mittel entwickelt hat, mit denen der Gebrauch der Mechanismen als eine konzertierte Aktivität in der Praxis in dem Sinne gesteuert werden kann, wie ich versucht habe, dies zu definieren.

Es gibt jedoch auch eine Kehrseite der Medaille: In der Natur des Unteilbarkeitsprinzips liegt es, dass jede Veränderung in dem einen Teil eine Veränderung des Ganzen bedeutet: Die Teile des menschlichen Organismus sind so eng zu einer Einheit verwoben, dass jeder Versuch, eine fundamentale Veränderung in der Arbeitsweise eines dieser Teile zu bewirken, den Gebrauch und die Ausrichtung des Ganzen verändern muss. Dies bedeutet nichts anderes als dieses: Dort, wo der konzertierte Gebrauch der Mechanismen des Organismus fehlerhaft ist, muss jeder Versuch, einen Defekt anders zu beseitigen als mit einer Veränderung und Verbesserung dieses fehlerhaften konzertierten Gebrauchs, den Organismus tatsächlich an irgendeiner anderen Stelle aus dem Gleichgewicht bringen. [15)]

Diese Gefahr wird aber nur selten von denen gesehen, die Krankheitsfälle oder Fälle von Behinderung diagnostizieren und behandeln müssen. Ich bin aber darauf vorbereitet, dies zu demonstrieren: Auch wenn eine Behandlung allem Anschein nach erfolgreich gewesen sein mag, werden *bei dem Prozess*, mit einer speziellen Behandlung ein falsches Symptom „zu heilen", andere Defekte in anderen Bereichen des Organismus bewirkt, die weniger leicht zu erkennen und oftmals noch schädlicher sind als der vorherige Defekt. [16)]

Die Resultate meiner Unterrichtstätigkeit haben gezeigt, dass keine Diagnose umfassend sein kann, die nicht auf der Basis des Unteilbarkeitsprinzips in der Arbeitsweise der Mechanismen des menschlichen Organismus erstellt worden ist. Aus diesem Unteilbarkeitsprinzip ergibt sich auch, dass zwischen der Gebrauchsweise der Mechanismen und dem Funktionsniveau eine enge Verzahnung besteht.

In den nächsten Kapiteln werde ich mehrere Beispiele zur Illustration vorstellen, die aufzeigen, wie es Experten in ganz verschiedenen Aktivitätsbereichen nicht gelingt, dieses Prinzip in ihrer Behandlungspraxis zu beachten, wenn sie von Menschen mit dem Wunsch konsultiert werden, einen Defekt oder ein Defizit zu korrigieren. Ich werde auch aufzeigen, wie dies dazu führt, dass die Diagnose nicht umfassend ist und dass das Urteil des Ratgebers nur für einen äußerst begrenzten Bereich Gültigkeit hat, ganz gleich in welchem Bereich er tätig ist.

Eine wirklich faire Beurteilung eines jeden Verfahrens kann nur durch eine Überprüfung des Prinzips erfolgen, auf dem das Verfahren beruht. Wenn bei einem Verfahren das Prinzip nicht stimmig ist, ist das

Verfahren auf lange Sicht zum Scheitern verurteilt. Mein Wunsch ist es deshalb, dass die praktischen Verfahrensweisen, die ich im Folgenden vorstelle, nach dem Prinzip beurteilt werden, das ihnen zugrundeliegt.

Kapitel 3

DER GOLFSPIELER, DER SEINE AUGEN NICHT AUF DEN BALL GERICHTET HALTEN KANN

Nehmen wir einmal die folgende Situation an: Ein Golfer ist nicht unbedingt erfolgreich in seinem Sport. In der Hoffnung, sein Spiel zu verbessern, zieht er einen Profi zu Rate. Der Fachmann schaut sich an, wie er spielt, und sagt ihm unter anderem, dass er beim Schlag seine Augen nicht auf den Ball gerichtet hält. Der Profi überzeugt ihn davon, dass er dies aber unbedingt tun *muss,* wenn er seinen Schlag verbessern will. In der festen Absicht, die Anweisungen des Golflehrers exakt zu befolgen, nimmt er sein Spiel auf, muss aber feststellen, dass er trotz aller Bemühungen weiterhin die Augen vom Ball nimmt.

Zu dieser Situation gibt es mehreres zu sagen. Ich möchte mich in diesem Kapitel jedoch darauf beschränken, meine Überlegungen zu dem Prinzip darzulegen, das nicht nur der Diagnose und den Anweisungen des Lehrers zugrundeliegt, sondern auch der Vorgehensweise des Schülers, wenn er sich entschließt, die Anweisungen auszuführen.

Bestimmte Fragen stellen sich wie von selbst: Warum nimmt der Golfspieler überhaupt die Augen vom Ball, wenn er das nach dem Urteil der Experten doch nicht tun sollte? Warum nimmt er *weiterhin* den Blick vom Ball, obwohl er fest entschlossen ist, die Anweisungen seines Golflehrers zu befolgen und die Augen auf den Ball gerichtet zu halten? Welcher Stimulus stellt eine offensichtlich unwiderstehliche Verlockung für ihn dar, der ihn zwingt, seine Augen vom Ball zu nehmen, obwohl er den Wunsch hat, den Anweisungen seines Lehrers zu folgen, und trotz seiner „Willenskraft"? Um diese Fragen beantworten zu können, ist es notwendig, sie in ihrem Zusammenhang zueinander zu sehen. Die Antworten sind nämlich so eng miteinander verknüpft, wie es die Fragen selbst auch schon sind.

Zu der ersten Frage: Ein entscheidender Teil der allgemein anerkannten Golftechnik ist es, „die Augen auf den Ball gerichtet zu halten". Wenn der Golfspieler nun zum Schlag ansetzt, bringt er bei diesem Handlungsablauf genau denselben Gebrauch seiner Mechanismen ins Spiel, den er für alle seine Aktivitäten einsetzt. Nun versagen ja seine Mechanismen zur Kontrolle der Augen ganz offensichtlich ihren Dienst und funktionieren nicht so wie gewünscht. Dies lässt nur den Schluss zu, dass schon sein normaler Gebrauch fehlgesteuert ist. Im Prinzip gesteht der Golflehrer dies auch ein, wenn er das Versagen des Schülers beim Abschlag darauf zurückführt, dass es ihm nicht gelingt, die Augen auf den Ball gerichtet zu halten. [17)]

Zu der Frage, warum der Golfspieler *weiterhin* den Blick vom Ball nimmt, obwohl er fest entschlossen ist, die Anweisungen seines Golflehrers zu befolgen und die Augen auf den Ball gerichtet zu halten: Bei allem, was er tut, ist er ausgesprochen „zielorientiert". Aus Gewohnheit arbeitet er nach dem Prinzip Versuch und Irrtum direkt auf seine Ziele hin, ohne sich darüber Gedanken gemacht zu haben, mit welchen Mitteln diese Ziele am besten erreicht werden könnten. In dem vorliegenden Fall ist es zweifelsohne das ausgewiesene Ziel des Golfspielers, gut abzuschlagen. In demselben Moment, da er sein Spiel aufnimmt, ist er damit beschäftigt, direkt auf sein Ziel hinzuarbeiten. Er überlegt nicht, welche Gebrauchsweise seiner Mechanismen generell die beste wäre, um einen guten Schlag auszuführen. Folglich führt er den Schlag so aus, wie es seinem gewohnten Gebrauch entspricht. Er nimmt die Augen vom Ball und macht unweigerlich einen schlechten Schlag. Das muss uns aber klar sein: Solange er von seiner Gewohnheit des Zielstrebens dominiert wird, wird er auf den Stimulus, „einen guten Schlag ausführen" zu wollen, mit demselben fehlgesteuerten Selbstgebrauch reagieren und er wird seinen Blick weiterhin vom Ball nehmen.

Dieser Prozess wiederholt sich jedes Mal, wenn er versucht, gut abzuschlagen, mit dem zweifelhaften Ergebnis, dass seine Misserfolge weitaus zahlreicher sind als seine Erfolge. Ergebnis ist auch, dass diese Situation ihn mehr oder weniger emotional belastet. [18)] Das geschieht nämlich immer, wenn Menschen sich in Situationen befinden, in denen sie viel öfter scheitern, als dass sie Erfolg haben, ohne den Grund zu kennen, warum das so ist. Und der emotionale Zustand des Golfspielers verschlechtert sich weiter, je mehr er sich nicht in der Lage sieht, die Anweisungen seines Lehrers so umzusetzen, dass er mit einiger Gewissheit erwarten kann, ein Mindestmaß an Freude an seinem Spiel zu haben. Er versucht jetzt noch krampfhafter, gut abzuschlagen, fällt zurück in seine alte falsche Art und Weise, seine Mechanismen zu gebrauchen, und nimmt erneut seine Augen vom Ball.

Nun sollte man meinen, dass die wiederholten Erfahrungen von Misserfolg selbst schon den Golfspieler dazu veranlassen, mit einem anderen Prinzip zu Werke zu gehen. All meine Unterrichtserfahrungen gehen aber in die andere Richtung. Unter diesem Aspekt unterscheidet sich das methodische Vorgehen des Golfspielers, um einen Fehler zu korrigieren, in keinster Weise von dem anderer Menschen, die sich falsch gebrauchen. So seltsam es ist: Auch nachdem ein Schüler, der sich falsch gebraucht, auf seinen falschen Selbstgebrauch hingewiesen worden ist und ihn die Erfahrung gelehrt hat, dass die Ursache für sein Versagen in seinem Beharren auf diesen falschen Gebrauch zu suchen ist, wird er dies auch weiterhin bei all seinen Aktivitäten tun. Wieder und wieder habe ich diese Erfahrung gemacht.

Diese offensichtliche Absonderlichkeit lässt sich relativ leicht erklären. Wenn ich sie hier erkläre, hoffe ich zweierlei zeigen zu können: Ich kann zeigen, worin die eigentliche Schwierigkeit des Golfspielers besteht und ich kann die Schwierigkeit erklären, die so viele Menschen haben, wenn sie mit dem besten „Willen“ der Welt etwas richtig stellen wollen, von dem sie wissen, dass es falsch ist.

Der gewohnheitsmäßige Gebrauch seiner Mechanismen, den der Spieler beim Golfspiel und auch bei all seinen anderen Aktivitäten einbringt, war immer von bestimmten sinnlichen Erfahrungen (Gefühlen) begleitet. Sie sind ihm enge Vertraute geworden, weil sie ein Leben lang mit seinem gewohnheitsmäßigen Gebrauch verbunden waren. Allein dadurch, dass er mit ihnen eng vertraut ist, haben sie sich mit der Zeit „richtig angefühlt" und es stellt für ihn eine wahre Befriedigung dar, die sinnlichen Erfahrungen zu wiederholen. Wenn er einen weiteren Versuch unternimmt, gut abzuschlagen, wird er deshalb schon beim Aufschwingen des Schlägers seinen falschen Gebrauch verwenden. Und dies bedeutet auch, dass er seine Augen vom Ball nehmen wird, weil sich ja die sinnlichen Erfahrungen im Zusammenhang mit diesem Gebrauch „richtig anfühlen" und weil er mit ihnen bestens vertraut ist.

Ein Gebrauch seiner Mechanismen, der es ihm auch ermöglicht, die Augen auf den Ball gerichtet zu halten, wäre auf der anderen Seite ein Gebrauch, der im völligen Gegensatz zu seinem gewohnten Gebrauch stände. Solch ein Gebrauch wäre mit *sinnlichen Erfahrungen* verknüpft, die *sich für ihn „falsch anfühlen" würden, weil sie ihm vollkommen unvertraut sind*. Man könnte deshalb auch sagen, dass er keinen sinnlichen Stimulus in dieser Richtung erhält. Jeder sinnliche Stimulus, der ihn erreicht, geht in die Richtung, die vertrauten sinnlichen Erfahrungen zu wiederholen, die mit seinem fehlerhaften Gebrauch verbunden sind. Und jeder sogenannte „mentale" Stimulus, der seiner „Willenskraft" entspringt, wird auf diese Weise überlagert und besiegt, oder anders ausgedrückt: Die Verlockung des Vertrauten erweist sich für ihn als zu stark und er bleibt weiterhin fest an seinen gewohnten Selbstgebrauch gezurrt, der *„sich ja auch richtig anfühlt"*.

Und das ist gar nicht einmal so überraschend, vor allem wenn man das Folgende berücksichtigt: Das Verlangen des Golfspielers, aufgrund der ihm vertrauten sinnlichen Erfahrungen, die mit seinem gewohnten Gebrauch eine feste Verbindung eingegangen sind, diesen gewohnten Gebrauch zur Erreichung seines Zieles „auf Teufel komm raus" auch zu verwenden, ist ein instinktives Verlangen. Die Menschheit hat dieses instinktive Verlangen ererbt und durch alle Zeiten weiter ausgebaut. *Das Verlangen, das richtige Gefühl zu empfinden, wenn man ein beliebiges Ziel anstrebt,* steht deshalb an erster Stelle. Das Verlangen, einen guten Schlag auszuführen – neu und noch unentwickelt -, ist im Vergleich dazu nur ein sekundärer Einfluss, wie es auch dieser Sachverhalt belegt: Der Wunsch, einen guten Schlag auszuführen, ist zwar anfangs schon vorhanden. Aber das Verlangen des Golfspielers, die sinnlichen Erfahrungen zu wiederholen, die sich „richtig anfühlen", wirken auf ihn als ein Stimulus, sich so zu gebrauchen, wie er es gewohnt ist. Diese gewohnte Gebrauchsweise ist nämlich mit diesen sich richtig anfühlenden sinnlichen Erfahrungen aufs Engste verbunden. Genau diese Art und Weise des Gebrauchs hindert ihn jedoch daran, seinem neuen Verlangen, einen guten Schlag auszuführen, zu genügen.

Und der Wunsch, die Lehreranweisungen auszuführen und die Augen auf den Ball gerichtet zu halten, ist ein noch neueres Verlangen und im Vergleich mit den anderen beiden fehlt es diesem Verlangen folglich an Intensität. Aus zweierlei Gründen hat dieser letzte Wunsch sogar noch weniger Chancen, ausgeführt zu werden: Erstens kommt der Stimulus, die Augen auf den Ball gerichtet zu halten, nicht wie die anderen von innen heraus, sondern von außen, von seinem Lehrer in diesem Fall. Und zweitens erfolgt die Anweisung im Rahmen einer Korrektur im Gebrauch des Schülers - hier des Gebrauchs der Augen. So muss die Anweisung sofort mit dem Wunsch des Schülers in Konflikt geraten, seinen bisherigen Gebrauch einsetzen zu wollen, der ja aber fehlerhaft ist. Sein fehlerhafter Gebrauch ist nämlich, wie soeben aufgezeigt, der dominierende Einfluss bei allem, was er zu tun versucht. Der Konflikt zwischen diesen beiden Verlangen ist deshalb ein ungleicher Kampf, bei dem das Verlangen, die Lehreranweisungen auszuführen, über Bord geht. [19)]

Der Wunsch, sein Ziel mit einem Gebrauch seiner Mechanismen zu erreichen, der sich nur richtig *anfühlt*, ist der dominierende Einfluss für ihn. Aber dieser Gebrauch ist für den Zweck tatsächlich falsch und ungeeignet. Dies erklärt auch, warum er *weiterhin* seine Augen weg vom Ball nimmt und warum ihm folglich der Abschlag misslingt. Und es erklärt auch, warum er nicht sein „Zielstreben" aufgibt und stattdessen auf eine andere Weise zu Werke geht, obwohl er zum wiederholten Male die Erfahrung seines Versagens gemacht hat.

Wir haben jetzt das falsche Prinzip kennengelernt, das den Bemühungen des Golfspielers, die Lehreranweisungen zu befolgen, zugrundeliegt. Im Folgenden wird nun das Prinzip analysiert, auf dem die Anweisungen des Lehrers beruhen.

Die Anweisung an den Schüler, „die Augen auf den Ball gerichtet zu halten", belegt, dass der Lehrer durchaus eines erkannt hat: Die Mechanismen, die an der Kontrolle der Augen des Schülers beteiligt sind, funktionieren nicht so, wie sie es sollten. Und diese Anweisung weist noch auf etwas anderes hin: Der Lehrer sieht die Verbindung nicht, die zwischen der falschen Funktionsweise der Augen und der Fehlsteuerung beim Gebrauch der Mechanismen im gesamten Organismus besteht, wenn er seinem Schüler einfach nur sagt, er solle „die Augen auf den Ball gerichtet halten", um dieses Problem zu bewältigen. Dies heißt nämlich nichts anderes, als dass der Lehrer den Organismus des Schülers nicht als eine Funktionseinheit betrachtet, bei der die Funktionsweise eines der Teile von der Funktionsweise des Ganzen beeinflusst wird. In dieser Hinsicht muss man vielleicht von seinen Diagnosen sagen, dass sie nicht umfassend sind. Somit ist der Lehrer für den Schüler als Ratgeber nur sehr eingeschränkt tauglich.

Man kann tatsächlich eine Fehlsteuerung des Gebrauchs bei allen Aktivitäten in jeglichen Bereichen nachweisen. Es liegt mir deshalb am Herzen zu zeigen, dass die Schwierigkeit des Golfspielers nicht nur auf den Golfbereich beschränkt ist. Eine Fehlsteuerung stellt sich vielmehr als ein allgemeines Problem dar. Mit ihr werden all jene konfrontiert, die erfolglos versuchen, einen Defekt zu korrigieren, der sie bei ihren verschiedenen Aktivitäten behindert, oder sie daran hindert, eine bestimmte Handlung zufriedenstellend auszuführen.

Eine Fehlsteuerung des Gebrauchs finden wir genauso bei einem Menschen, wenn er einen Stift in die Hand nimmt und dabei so vorgeht, dass er sofort seine Finger übermäßig versteift, mit dem Arm Bewegungen macht, die eigentlich von den Fingern gemacht werden sollten, oder dass er dabei sogar sein Gesicht verzerrt. Wir finden eine solche Fehlsteuerung bei jemandem, der sich sportlich betätigt, wenn die Ausführung einer Arm- oder Beinbewegung, oder beides zusammen mit einem so schädlichen, wie unnötigen Herunterdrücken des Kehlkopfes und mit einer übermäßigen Anspannung der Brustkorbmuskulatur einhergeht. Die Fehlsteuerung des Gebrauchs zeigt sich auch, wenn jemand, der beim Gehen oder Stehen durchaus auf natürliche Weise durch die Nase einatmet, beim Sprechen oder Singen aber zu Beginn eines jeden Satzes die Luft hörbar durch den Mund „einsaugt". Sie zeigt sich bei dem Athleten, ob Profi oder Amateur, wenn er sich ganz besonders anstrengt, indem er die Halsmuskeln übermäßig anspannt und den Kopf unangemessen zurückzieht.

Dies alles macht eines deutlich: Bei jeder Form von Aktivität wird der Gebrauch der Mechanismen, die jeweils zum Einsatz kommen, entweder zufriedenstellend oder nicht ausreichend sein, je nachdem, ob unsere Steuerung dieses Gebrauchs zufriedenstellend ist oder nicht. Dort, wo die Steuerung zufriedenstellend ist, ist gewährleistet, dass auch der Gebrauch der Mechanismen des Organismus als einer Funktionseinheit zufriedenstellend ist, inklusive eines zufriedenstellenden Gebrauchs der verschiedenen Teile des Organismus, wie etwa der Arme, Handgelenke, Hände, Beine, Füße und Augen. Daraus folgt auch: Dort, wo eine Fehlsteuerung vorhanden ist, steht es nicht in unserer Macht, die Mechanismen zufriedenstellend zu gebrauchen. Genau dies ist aber die Lage, in der sich der Golfspieler befindet, der nicht, wie er es sich wünscht, die Augen auf den Ball gerichtet halten kann.

Sehen wir uns nun an, wie das Problem des Golfspielers von einem Lehrer behandelt wird, der sich der Vorstellung von der Ganzheitlichkeit des Organismus verpflichtet fühlt. Die Grundlage für seine Unterrichtspraxis ist das, was ich das Prinzip der „Mittel-und-Wege" genannt habe. Nach diesem Prinzip werden die Ursachen für die gegenwärtigen Verhältnisse untersucht. Wenn man sich daranmacht, die sich aus der Untersuchung ergebenden Ziele zu erreichen, verlangt es dieses Prinzip, indirekt vorzugehen und nicht direkt. [20)]

Zunächst einmal würde der Lehrer das Versagen des Golfspielers, gut abzuschlagen, anders diagnostizieren: Er würde es darauf zurückführen, dass es eine Fehlsteuerung des gewohnten Gebrauchs der Mechanismen gibt, und nicht primär darauf, dass sich ein so spezifischer Defekt ausgebildet hat, wie es die Unfähigkeit ist, die Augen auf den Ball gerichtet zu halten. Er würde erkennen, dass die Unfähigkeit, die Augen auf den Ball gerichtet zu halten, nur ein Symptom dieser Fehlsteuerung ist. Ihm wäre auch klar, dass man, so sehr man auch seine Vorstellungskraft bemüht, von diesem Symptom wirklich nicht sagen kann, dass es tatsächlich die Ursache für das Versagen des Golfspielers beim Abschlag ist. Der Lehrer würde bemerken, dass der Schüler, sobald er auch nur zum Schlag ansetzt, denselben fehlerhaften Gebrauch ins Spiel bringt, den er aus Gewohnheit für all seine Aktivitäten verwendet. So bewirkt er selbst genau das, was er eigentlich verhindern will: Er nimmt die Augen abermals vom Ball. Und der Lehrer würde sehen, dass zum größten Teil das eigene „falsche Tun“ des Schülers die Ursache für seine Schwierigkeit ist.

Ein Lehrer, der seine Diagnosen auf der Basis dieser Richtschnur erstellt, würde verstanden haben, dass die Schwierigkeit nicht dadurch behoben werden kann, dass er seinen Schüler mit einer rein spezifischen Instruktion anweist, die Augen auf den Ball gerichtet zu halten. Er würde auch erkannt haben, dass jegliche Willensanstrengung seitens eines Schülers, dessen Selbstgebrauch fehlgesteuert ist, in die falsche Richtung gehen muss. [21)] Je mehr der Schüler versucht, die Anweisung umzusetzen, und je erfolgreicher er dabei „unbedingt sein will“, umso stärker wird sein Gebrauch tatsächlich fehlgesteuert sein und umso wahrscheinlicher wird es sein, dass er die Augen eben nicht auf den Ball gerichtet hält. Daraus würde der Lehrer den Schluss ziehen, dass er einen Weg finden muss, um seinem Schüler beizubringen, wie er die Fehlsteuerung seines Gebrauchs abstellen kann. Und weil der Lehrer beobachtet hat, dass die Fehlsteuerung in dem Moment einsetzt, da der Schüler versucht, sein derzeitiges Ziel zu erreichen – einen guten Abschlag -, wird es logischerweise der erste Schritt des Lehrers sein, den Schüler davon abzuhalten, überhaupt „einen guten Schlag machen" zu wollen. Der Lehrer würde ihm dies etwa folgendermaßen erklären: Jede unmittelbare Reaktion auf den Stimulus, einen guten Schlag ausführen zu wollen, würde eine Reaktion sein, die sofort seinen gewohnten falschen Gebrauch aktiviert. Wenn er jedoch diese unmittelbare Reaktion unterbindet, würde damit gleichzeitig auch die Fehlsteuerung eines Gebrauchs ausgeschaltet, der mit seiner Reaktion unweigerlich verbunden ist und der das eigentliche Hindernis auf dem Weg zur Erreichung seines Zieles ist. Der Lehrer würde seinen Schüler davon überzeugen, dass bei all seinen Aktivitäten, die darauf abzielen, einen guten Abschlag auszuführen, dieser Akt der Verhinderung die erste Aktivität sein muss. Durch Hemmung des gewohnten, aber fehlgesteuerten Gebrauchs wird nämlich erst der Weg für einen Lehrer bereitet, bei seinem Schüler diese neue Gebrauchsteuerung der Mechanismen einzurichten, die geeignet ist, die Mittel bereitzustellen, mit denen der Schüler im Laufe der Zeit tatsächlich in der Lage sein wird, die Augen auf den Ball gerichtet zu halten, so dass ihm in aller Regel gute Abschläge gelingen werden.

> *Der Lehrer, der der Vorstellung der Ganzheitlichkeit beim Arbeiten des menschlichen Organismus anhängt, baut seine Unterrichtsmethode auf dem Prinzip der „Mittel-und-Wege" auf. Um dieses Prinzip wirklich verstehen zu können, müssen wir auch dieses sehen: An der Erreichung eines beliebigen gewünschten Zieles - die Ausführung eines guten Abschlags im Golf ist ein solches Ziel – sind auch die Steuerung einer ganzen Reihe von vorbereitenden Handlungen und deren Ausführung mit den Mechanismen des Organismus beteiligt. Wenn nun der Gebrauch der Mechanismen so gesteuert werden soll, dass als Resultat die Erreichung eines gewünschten Zieles auf eine zufriedenstellende Weise herauskommt,*

müssen die Steuerungsbefehle für diesen Gebrauch in einer bestimmten, in sich verbundenen Reihenfolge erteilt werden, die mit der in sich verbundenen Reihenfolge der vorbreitenden Handlungen korrespondiert. Wenn aber an irgendeiner Stelle die Kette der Steuerungsbefehle in ihrer Reihenfolge unterbrochen und der Gebrauch dort fehlgesteuert wird, werden auch alle nachfolgenden Handlungen der Reihe falsch und das Ziel wird nicht in der gewünschten Weise erlangt. (Im Falle des Golfspielers heißt dies, dass sein Abschlag nicht gut sein wird.)

Bei den meisten Menschen ist heutzutage die Gebrauchssteuerung der Mechanismen nicht durchdacht, sondern instinktiv. In all den Fällen, da eine solche instinktive Steuerung zu einem falschen Gebrauch führt, kommt auch die in sich verbundene Handlungsreihe, die der Vorbereitung für die Erreichung eines Zieles dient, durch eine Reihe instinktiver Steuerungsbefehle zustande, die außerdem noch durch den falschen Gebrauch der Mechanismen zur Wirkung gebracht werden. Das Ergebnis ist eine fehlerhafte Handlungsabfolge. [22)]

Diese Fakten müssen von einem Lehrer, der das Prinzip der „Mittel-und-Wege" für den Aufbau einer neuen Steuerung des Gebrauchs des Schülers verwendet, berücksichtigt werden. Er wird in seiner Praxis erkennen, dass die vorbereitenden Handlungen auf der einen Seite Mittel sind und auf der anderen Seite auch Ziele, die aber nicht isoliert voneinander sind: Sie bilden eine koordinierte Handlungsabfolge, die nach dem Motto „alle zusammen, einer nach dem anderen" [23)] ausgeführt wird. Der Lehrer wird seinen Schüler anhalten, unbedingt die Einheit zu bewahren, die mit dieser in sich geschlossenen Handlungsabfolge verbunden ist. Er wird den Schüler anhalten, weiter die Steuerungsbefehle auszusenden, die für die erste Handlung der Abfolge notwendig sind, während der Schüler *gleichzeitig* die Steuerungsbefehle für die zweite Handlung aussendet, und immer so weiter, bis die vorbereitenden Handlungen in ihrer in sich verbundenen Abfolge umgesetzt worden sind und das endgültige Ziel auf diese Weise abgesichert worden ist.

Jetzt stellt sich natürlich mancher die Frage, wie diese Technik zum Aufbau einer neuen und zufriedenstellenden Steuerung des Gebrauchs genau aussieht, mit der das Prinzip der Mittel-und-Wege in die Praxis umgesetzt werden kann. Es ist tatsächlich unmöglich, hier mehr als nur einen groben Abriss der Technik zu geben, weil die sinnlichen Erfahrungen, die der Schüler bei dem Prozess macht, eine neue Steuerung seines Gebrauchs zu erwerben, nicht durch noch so viele Worte übermittelt werden können. (So verhält es sich auch, wenn der Golfprofi seinem Schüler eine detaillierte Beschreibung seiner eigenen sinnlichen Erfahrungen zu einem Schlag geben will, um den Schüler in die Lage zu versetzen, so diese Erfahrungen zu reproduzieren.) Ich kann meine Leser aber auf das erste Kapitel dieses Buches verweisen, in dem ich die Experimente beschrieben habe, die zu meiner Entdeckung geführt haben, dass es eine Primärkontrolle des Selbstgebrauchs gibt, die das Arbeiten aller Mechanismen bestimmt und mit der man so auf verhältnismäßig einfache Art und Weise die Kontrolle über den komplexen menschlichen Organismus erlangt.

Die Primärkontrolle – Prof. Magnus hat sie in seinem Spätwerk „Zentralkontrolle“ genannt – hängt von einem bestimmten Gebrauch des Kopfes und Halses im Verhältnis zum Rest des Körpers ab. Wenn der Schüler seine instinktive Steuerung erst einmal gehemmt hat, die zu seinem gewohnten falschen Gebrauch führt, kann der Lehrer damit beginnen, den neuen Gebrauch aufzubauen. Dazu stellt er seinem Schüler die erste der Anweisungen zum Aufbau der Primärkontrolle vor. Der Schüler soll sich dann diese Anweisung erteilen, während der Lehrer die entsprechende Aktivität mit seinen Händen herbeiführt. *Mit einem solchen kombinierten Vorgehen wird die neue Erfahrung des gewünschten Gebrauchs für den Schüler bereitgestellt.* Zwar ist diese Erfahrung für ihn zunächst noch sehr unvertraut, mit der Zahl der Wiederholungen wird sie ihm aber immer vertrauter.

Dann wird der Lehrer seinem Schüler die zweite Anweisung vorstellen. Der Schüler *ist gehalten, die erste Anweisung umgesetzt zu lassen,* während er die zweite Anweisung projiziert und der Lehrer die entsprechende Aktivität hervorbringt. Ein solches kombiniertes Vorgehen gewährleistet es, dass der Schüler die neuen Erfahrungen des gewünschten Gebrauchs macht. Und wieder wird die neue Erfahrung völlig ungewohnt sein, der Schüler wird aber mit der Wiederholung der Erfahrung mit ihr vertraut werden. Mit diesem methodischen Vorgehen werden die beiden Anweisungen und die entsprechenden Aktivitäten miteinander verlinkt und bleiben auch verlinkt. Wenn weitere Anweisungen notwendig sind, um die gewünschte Veränderung im Gebrauch herbeizuführen, muss dasselbe kombinierte Verfahren zur Anwendung kommen.

Solange Lehrer und Schüler nicht aufhören, auf dieser Linie zu arbeiten und in ihrem Vorgehen niemals von dem Prinzip der „Mittel-und-Wege" abweichen, werden sie bei dem Schüler mit der Zeit die gewünschte Gebrauchssteuerung seiner Mechanismen eingerichtet haben. Diese Vorgehensweise muss nur solange wiederholt werden, bis dem Schüler die damit verbundenen Erfahrungen für den neuen und jetzt zufriedenstellenden Gebrauch vertraut geworden sind, so dass dieser Gebrauch schließlich bei all seinen Aktivitäten zum Einsatz kommt.

Wenn dieses Stadium erreicht ist, wird man sehen, dass die verbesserte Gebrauchsweise des Schülers mit einer Verbesserung seines allgemeinen Funktionsniveaus einhergeht und dass so unerwünschte spezifische Symptome, wie es ein nicht zufriedenstellender Gebrauch der Augen ist, *im Verlauf dieses Prozesses* verschwinden. Dies bedeutet für den Golfspieler, dass er nun in der Lage sein wird, seine Augen auf den Ball gerichtet zu halten, wenn er es denn will. Es werden dann nämlich neue und zuverlässige „Kommunikationswege" eingerichtet sein, die gewährleisten, dass er das, was er tun „will", auch tatsächlich tut. Kurz gesagt, wird seine Willenskraft zur Wirkung kommen.

WELCHE SCHWIERIGKEITEN SICH MIT DEM PRINZIP DER MITTEL-UND-WEGE BEI EINEM MENSCHEN ERGEBEN, DER ZIELSTREBIG IST

Oftmals höre ich den Einwand, dass sich dieser Prozess für einen normal Sterblichen zu sehr in die Länge zieht. Aber gibt es einen anderen Weg, auf dem der Golfspieler, der nicht in der Lage ist, seine Augen auf den Ball gerichtet zu halten, dazu gebracht werden kann, seinen Wunsch zu hemmen, einen guten Schlag zu machen? Gibt es einen anderen Weg, ohne dass er dabei den Prozess durchläuft, seinen fehlerhaften Gebrauch zu verändern? Wenn es einen solchen anderen Weg gäbe, würde er auf diesem Weg durchaus auch dazu in die Lage versetzt, die Augen auf den Ball gerichtet zu halten und erfolgreich abzuschlagen. [24)] Dies will ich gerne eingestehen. Aber in all den Jahren, in denen ich Schüler unterrichtet habe, deren Selbstgebrauch sehr zu wünschen übrig ließ, habe ich nicht einen einzigen gefunden, der in der Lage gewesen wäre, seinen Wunsch solange zu hemmen, ein beliebiges Ziel direkt anzugehen, bis sein unzureichender Gebrauch verändert werden konnte. Selbst wenn ihnen die Mittel bewusst gemacht wurden, mit denen sie ihren unzureichenden Gebrauch und ihre unzureichende Funktionsweise so verändern könnten, dass Gebrauch und Funktionsweise zufriedenstellend würden, und selbst wenn ihnen bewusst gemacht worden ist, dass sich mit diesen Mitteln indirekt auch ihre speziellen Defekte beseitigen lassen, bleibt ihr Verlangen, ihr Ziel direkt anzusteuern, ausgesprochen stark. Es bleibt so stark, dass sie nur äußerst selten aus diesen Mitteln-und-Wegen“ Profit ziehen können, weder zu ihrer eigenen Genugtuung, noch um ihren Lehrer zufriedenzustellen.

Dies führt mich zu einem Punkt, den ich ganz besonders herausheben möchte: *Wenn jemand erst einmal das Stadium erreicht hat, in dem sein Gebrauch und seine Funktionsweise in einem bestimmten Maße unzureichend geworden sind, wird sich seine Gewohnheit des „Zielstrebens“ bei all seinen Versuchen, aus einer Lehrmethode Profit zu ziehen, als ein entscheidender Störfaktor erweisen, ganz gleich um welche Methode es sich dabei handelt.* Die allgemein gebräuchlichen

Lehrmethoden, in welchem Bereich auch immer, beziehen diesen Störfaktor aber nicht mit in ihr methodisches Vorgehen ein. Tatsächlich befeuern sie in der Tendenz das „Zielstreben" sogar noch. [25)] In unserem Beispiel wird dem Golfspieler die Anweisung gegeben, die Augen auf den Ball gerichtet zu halten. Diese Anweisung ist typisch für die Art spezifischer Anweisungen, die die Lehrer normalerweise erteilen, wenn sie einen speziellen Defekt bei ihren Schülern beseitigen wollen. Eine solche Anweisung ist jedoch, wie wir auch in unserem Beispiel gesehen haben, ein Stimulus für den jeweiligen Schüler, noch stärker das Ziel anstreben zu wollen, mit dem Ergebnis, dass seine Bemühungen stärker als zuvor fehlgeleitet werden. [26)]

Diese Gewohnheit des „Zielstrebens" ist so tief verwurzelt, dass sie auch dann zu einer großen Schwierigkeit wird, wenn die Basis für den Unterricht das methodische Prinzip der „Mittel-und-Wege" ist. Und die Schwierigkeit kann nur überwunden werden, wenn sich beide Seiten, Lehrer und Schüler, bei jedem einzelnen Schritt ihres kombinierten Vorgehens, auch dem allerkleinsten, strikt an das Arbeitsprinzip halten, das ich hier aufgezeigt habe. Im Besonderen heißt das: In einer Handlungsabfolge, die als Mittel gedacht ist, mit dem auf zufriedenstellende Weise ein bestimmtes Ziel erreicht werden kann, darf die Ausgangshandlung, die primäre Handlung, nicht als ein Ziel für sich betrachtet werden. Die Handlung muss vielmehr ausgerichtet und ausgeführt werden, um als vorbereitendes Mittel für die Ausführung der nachfolgenden Handlung zu dienen, und immer so weiter.

Meine Erfahrungen im täglichen Unterricht haben mir aber gezeigt, dass es einen großen Stolperstein gibt: Es ist die Vorstellung des Schülers, es werde ihm wenig Schwierigkeit bereiten, diesen Plan in die Praxis umzusetzen [27)], wenn er das Prinzip der „Mittel-und-Wege", das dem Verfahren zugrundeliegt, „intellektuell" erst einmal verstanden hat. Ein Schüler wird zwar vielleicht mit einem „intellektuellen" Konzept von dem starten, was für das Verfahren „Mittel-und-Wege" erforderlich ist. In dem Moment aber, da bei diesem Vorgehen die Idee auftaucht, eine Handlung auszuführen, veranlasst ihn seine Gewohnheit des „Zielstrebens“ dazu, *die Handlung in der gewohnten Weise „tun“ zu wollen, die sich für ihn zudem ja auch noch richtig anfühlt.* Wieder und wieder habe ich diese Erfahrung gemacht. Der Schüler fällt dann in seine gewohnte Art und Weise des „Tuns“ zurück, obwohl ich ihm beständig demonstriert habe, dass seine sinnliche Wahrnehmung, von der er abhängig ist, wenn er „wissen“ will, ob seine Mittel richtig sind oder nicht, ihn beständig auf eine Weise getäuscht hat, dass das, was er fühlt, wenn er sich bei der Erreichung seines Ziels gebraucht, ganz offensichtlich falsch ist.

Wenn sich der Fall bei einem Schüler so darstellt, bedeutet das Arbeiten nach dem Prinzip der „Mittel-und-Wege“, dass er gegen eine Lebensgewohnheit ankämpft. Nun ist es schon schwer genug, gegen eine beliebige Lebensgewohnheit nach einem Prinzip zu arbeiten. Das wird jeder herausfinden, der es einmal versucht. Die Schwierigkeit steigert sich enorm, wenn es soweit kommt, dass man im Gegensatz zur Gewohnheit des „Zielstrebens“ arbeitet. Diese Gewohnheit des „Zielstrebens“ ist nämlich ganz eng mit den falschen Gebrauchsgewohnheiten verknüpft, die sich auch noch richtig anfühlen. Sie aufzugeben, bedeutet lebenslang eingeübte, vertraute Gebrauchsgewohnheiten aufzugeben, die mit dem „Zielstreben“ einhergegangen sind und weiter einhergehen. An ihrer Stelle soll nun ein neuer Gebrauch treten, der sich auch noch falsch anfühlt. Wenn das keine Schwierigkeit ist!

Meine These lautet deshalb: Wenn eine beliebige Gewohnheit wirklich verändert werden soll, die ebenso starr ist wie die Gewohnheit des „Zielstrebens“, ist es entscheidend, dass dem Schüler die folgenden Erfahrungen vermittelt werden:

> Er muss erstens die Erfahrung machen, *einen Stimulus zur Erreichung eines Zieles zwar zu empfangen, es jedoch abzulehnen, auf diesen Stimulus zu reagieren.* Damit hemmt er seine nicht zufriedenstellenden Gebrauchsgewohnheiten, die mit seiner gewohnten Reaktion verbunden sind.

Und er muss zweitens die Erfahrung machen, *die Steuerungsbefehle für den neuen und zufriedenstellenden Gebrauch zu projizieren,* und zwar in der richtigen Reihenfolge vom primären Befehl über den zweiten Befehl bis hin zu weiteren Befehlen und in der Weise „alle zusammen, einer nach dem anderen", wie ich es bereits erklärt habe. *Gleichzeitig macht der Lehrer ihn mit seinen Händen mit den neuen sinnlichen Erfahrungen vertraut,* die mit diesem neuen Gebrauch verbunden sind.

Und diese Erfahrungen sollten zunächst bei sehr einfachen Aktivitäten vermittelt werden. Auf diese Weise wird eine allmähliche Verbesserung der sinnlichen Wahrnehmung des Schülers auf den Weg gebracht, so dass ihm mehr und mehr die Fehler bei seiner gewohnten Art und Weise seines Selbstgebrauchs bewusst werden. Und mit diesem wachsenden Bewusstsein für die Art und Weise seines Selbstgebrauchs wird sich seine sinnliche Wahrnehmung entsprechend weiter verbessern. Mit der Zeit wird sich *in ihm selbst* ein Niveau etablieren, das es ihm möglich macht, sich nicht nur seiner Fehler sondern auch seiner Verbesserungen sowohl in seiner Art und Weise des Selbstgebrauchs als auch in seinem Funktionsniveau allgemein mehr und mehr bewusst zu werden. [29)]

Und weil der Mensch ja auf jegliche Stimuli mittels des Gebrauchs seiner Selbst reagiert, ist auch dies völlig klar: Zusammen mit der Verbesserung der Gebrauchsweise seiner Mechanismen und der Ausrichtung der verschiedenen Teile seines Organismus wird sich auch in jedem einzelnen Aktivitätsbereich eine Verbesserung seiner Reaktionsweise auf die jeweiligen Stimuli einstellen. Diese Verbesserung wird zwangsläufig auch eine Verbesserung in der Reaktionsweise auf den Stimulus, unbedingt ein bestimmtes Ziel direkt erreichen zu wollen, mit einschließen. So erweist sich, dass es eine reale Möglichkeit gibt, am Ursprung der Gewohnheit des Zielstrebens anzusetzen, eines Zielstrebens, das so tief in unserem Verhalten eingebettet ist. Wir können diese Gewohnheit dadurch bekämpfen, dass wir nach dem Prinzip arbeiten, das sehr viel mit dem Verfahren der „Mittel-und-Wege" zu tun hat.

Das ist aber offensichtlich: Ein Verfahren, das darauf abzielt, die Kontrolle über die Reaktionsweise auf Stimuli zu erlangen, muss zwangsläufig auch darauf abzielen, die Kontrolle über die Gewohnheit an sich zu erlangen. Allein aus diesem Grund sollte die Technik zum Aufbau einer bewussten Gebrauchssteuerung, von der ich hier einen Abriss gegeben habe, eine gewisse Anziehungskraft auf all jene ausüben, die im weitesten Sinne an Erziehung interessiert sind.

Kapitel 4

DER STOTTERER

Mein zweites Beispiel zur Illustration ist der Fall eines Mannes mit einer Sprachstörung. Man hatte ihn zu mir geschickt in der Hoffnung, dass er bei mir Rat und Hilfe erhalten würde. Er erzählte, dass er bereits bei einigen Spezialisten gewesen sei, die Sprachdefekte behandeln. Er habe auch sein Bestes getan, um ihre Anweisungen auszuführen und die empfohlenen Übungen zu praktizieren. Besondere Schwierigkeiten habe er immer mit Lauten gehabt, für die der Einsatz der Lippen und der Zunge notwendig war. Ganz besondere Schwierigkeiten habe er aber mit den Konsonanten ‚T' und ‚D'. Die Übungen selbst habe er eigentlich erfolgreich durchgeführt, trotzdem sei sein Stottern weiterhin genauso stark wie zuvor, besonders dann, wenn er in Eile oder aufgeregt sei.

Wie es bei jedem neuen Schüler meine Gewohnheit ist, habe ich mir auch zu seinem Fall Notizen dazu gemacht, wie er das Zimmer betreten und wie er sich auf einen Stuhl gesetzt hat. Es war ganz offensichtlich für mich: Sein allgemeiner Selbstgebrauch war über die Maßen schädlich und ich bemerkte auch seinen falschen Gebrauch von Zunge und Lippen beim Sprechen und gewisse andere Defekte im Gebrauch seines Kopfes und seines Halses, u. a. ein unangemessenes Herunterdrücken des Kehlkopfes und eine übermäßige Anspannung der Gesichts- und Halsmuskeln. Ich habe ihm dann dargelegt, dass sein Stottern kein isoliertes Symptom eines falschen Gebrauchs sei, der sich nur auf die Sprechorgane beschränkte. Sein Stottern stände vielmehr mit anderen Symptomen eines falschen Gebrauchs und einer falschen Funktionsweise in anderen Teilen des Organismus in einem sehr engen Zusammenhang.

Dies hat ihn nicht wirklich überzeugt und ich habe ihm dann folgendes erklärt: Es sei mir in jedem einzelnen Fall möglich gewesen, einem Stotterer, der zu mir gekommen ist und um Hilfe nachgefragt hat, zu demonstrieren, dass er nicht nur mit seiner Zunge und seinen Lippen „stottert“, sondern auch mit vielen verschiedenen anderen Teilen seines Körpers. „Normalerweise bleiben diese Defekte unerkannt oder werden ignoriert“, führte ich weiter aus, „bis ein Punkt erreicht ist, an dem sich die falsche Funktionsweise selbst in irgendeiner Form sogenannter ‚körperlicher‘ oder ‚mentaler‘ Störung manifestiert. In Ihrem Fall stört das Stottern Sie bei Ihrer Arbeit und behindert Sie im Zusammenleben mit Ihren Mitmenschen. So können Sie es jetzt nicht länger ignorieren. Aber Ihr Stottern kann sich auch als ein heimlicher Heilsbringer erweisen, wenn Sie auf diese Weise – bevor es zu spät ist – auf die sehr viel schwerwiegenderen Defekte aufmerksam gemacht werden, auf die ich Sie soeben hingewiesen habe und die sich mit der Zeit mehr und mehr ausprägen werden.“ Ich konnte ihm auch versichern, dass meine langjährige Erfahrung im Umgang mit den Schwierigkeiten und Charakteristika von Menschen, die stottern, mich wirklich von einem überzeugt hat: Das Stottern sei nur eines, wenn auch ein interessantes, sehr auffälliges Symptom einer allgemeinen Ursache. Wirkliche Ursache sei eine Fehlsteuerung des Gebrauchs der geistig-körperlichen Mechanismen. Und ich würde ihn nicht eher als Schüler aufnehmen wollen, bis er bereit sei, mit mir auf dieser Basis zu arbeiten. Der erste grundlegende Schritt zur Beseitigung seiner Sprachstörungen müsse es nämlich sein, die allgemeine Fehlsteuerung seines Gebrauchs zu korrigieren. Ich könne ihm jedoch eines versprechen: Wenn er zu dem Entschluss gelangen würde, zu mir zu kommen, und wenn ich erfolgreich bestimmte Veränderungen in der Art und Weise, wie er seine Mechanismen gebraucht, hin zum Besseren in die Wege leiten könnte, würde das auch dazu führen, dass sich die Funktionsweise seines Organismus insgesamt hin zum Besseren verändern würde. Und im Laufe dieses Prozesses würde auch sein Stottern allmählich verschwinden. Dies hat ihn schließlich überzeugt und er hat sich entschlossen, den Unterricht bei mir aufzunehmen.

Wie bereits gesagt, ist Stottern meiner Erfahrung nach einer gewohnheitsmäßigen Fehlsteuerung beim Gebrauch der Mechanismen geschuldet, nicht anders wie es die Neigung des Golfspielers war, beim Abschlag die Augen vom Ball zu nehmen. So stellt sich die Beseitigung der Defekte in beiden Fällen im Grunde genommen als dasselbe Problem dar. Wie bei dem Golfspieler ist es bei dem Stotterer ebenfalls notwendig, diese gewohnheitsmäßige Fehlsteuerung seines Gebrauchs in eine Richtung zu verändern, die zufriedenstellender ist. Und es ist notwendig, diesen neuen und verbesserten Gebrauch zusammen mit der veränderten Ausrichtung in ihm aufzubauen und ausreichend zu stabilisieren. Erst dann wird er wirklich in der Lage sein, diesen verbesserten Gebrauch in der Praxis als ein Mittel zu verwenden, um seine speziellen Schwierigkeiten beim Sprechen zu überwinden.

Im Falle dieses Schülers habe ich deshalb damit begonnen, dass ich ihm die verschiedenen auffälligen Symptome seines gewohnten falschen Gebrauchs aufgezeigt habe. Das Übermaß an Muskelspannung war eines der markantesten Symptome, die er aus Gewohnheit in seinem gesamten Organismus aufbaute, wann immer er zum Sprechen ansetzte. Diese extreme Muskelspannung war ein Störfaktor, der sich ganz allgemein auf die Funktionsweise seiner Mechanismen auswirkte. Sie machte einen zufriedenstellenden Gebrauch seiner Zunge und seiner Lippen tatsächlich unmöglich. Je mehr er durch eine besondere „willensmäßige" Anstrengung ohne ein Stottern zu sprechen versuchte, umso mehr bewirkte er, dass die bereits übermäßige Muskelspannung weiter zunahm. Auf diese Weise musste er sich zwangsläufig selbst besiegen.

Ich habe ihm auch erklärt, warum das so ist: Tatsächlich finge er nicht eher zu sprechen an, bis er das Maß an Muskelspannung aufgebaut habe, das er mit seinem gewohnten Gebrauch in eine Verbindung bringe und das ihn erst *fühlen ließ, dass er nun sprechen könne.* Die Entscheidung, wann der Moment zu sprechen gekommen sei, mache er von *seinem Gefühl* abhängig, das ihm erst signalisieren müsse, dass er seine Mechanismen zu seinem besten Vorteil benutzte. In letzter Analyse sei dieser Moment für ihn erst gekommen, wenn seine sinnliche Wahrnehmung – die einzige Richtschnur, die ihm zur Verfügung stehe, um das Maß an Muskelspannung abzuschätzen – ihm das entsprechende Maß signalisiere, das er normalerweise beim Sprechen verwende und mit dem er deshalb bestens vertraut sei.

Leider war das ihm vertraute Maß an Muskelspannung, das sich für ihn „richtig anfühlte", ein Maß, das in Verbindung mit seinem gewohnten falschen Gebrauch seiner Mechanismen völlig unnötig war. Das Stottern war tatsächlich ein Symptom dieses falschen Gebrauchs seiner Mechanismen. Von Anfang an wollte ich ihn deshalb zu der Einsicht bringen, dass er, wenn er die richtige Muskelspannung abschätzen wollte, dem „Gefühl", auf das er sich verlassen hat, um ihm zu sagen, dass jetzt sein Gebrauch zum Sprechen richtig sei, nicht trauen konnte. Deshalb durfte er sich auch bei seinen Sprechbemühungen nicht auf sein Gefühl zur Steuerung verlassen. Wie könne er erwarten, fragte ich ihn, das Spannungsmaß, das er beim Sprechen aufzuwenden habe, mit seinem Gefühl abzuschätzen, wenn er die sinnliche Erfahrung noch nicht gemacht hat, mit einem angemessenen Maß an Muskelspannung zu sprechen? Dies sei doch wohl offensichtlich: Eine Empfindung, die er nicht gehabt habe, könne er gar nicht „kennen". Und weil eine sinnliche Erfahrung nicht mit Worten zu vermitteln sei, könnten ihm auch tausend Worte von meiner Seite die ihm unvertraute sinnliche Erfahrung nicht vermitteln, mit weniger Anspannung und ohne ein Stottern zu sprechen. Es gebe nur den einen Weg, ihn davon zu überzeugen, dass er sehr wohl mit weniger Muskelspannung sprechen könne: Es müsse ein Weg gefunden werden, auf dem er diese ihm unvertraute Erfahrung in sein Gefühlsverzeichnis aufnimmt.

Zu diesem Zweck übernahm ich eine Vorgehensweise, die auf demselben Prinzip beruhte wie die, die ich verwendet hatte, um dem Golfspieler die Erfahrung zu vermitteln, seine Augen auf den Ball gerichtet zu halten. Es war mein Anliegen, an meinen Schüler zunächst die Erfahrung weiterzugeben, allgemein eine bewusste Steuerung eines neuen und verbesserten Gebrauchs seiner Mechanismen zu verwenden. Und an zweiter Stelle wollte ich ihn die Erfahrung machen lassen, *diese bewusste Steuerung auch weiterhin zu verwenden, wäh-*

rend er die Mechanismen gebrauchte, die mit der Tätigkeit des Sprechens zusammenhingen, und zwar auf eine Weise, die für den Zweck am besten geeignet ist.

Am Anfang stand, ihm die jeweiligen Steuerungsbefehle verfügbar zu machen,

- zum Einen die Steuerungsbefehle zur Hemmung seines gewohnten falschen Gebrauchs seiner Mechanismen, die in einem direkten Zusammenhang damit stehen, dass er zu viel Muskelspannung aufgebracht hat;
- zum Anderen die Steuerungsbefehle für den Einsatz der Primärkontrolle, die zu einem neuen und verbesserten Gebrauch führen sollte. Dieser neue und verbesserte Gebrauch wäre dann tatsächlich begleitet von einem angemessenen Maß an Muskelspannung.

Dann forderte ich meinen Schüler auf, diese neuen Steuerungsbefehle zu erteilen, während ich ihm die neuen sinnlichen Erfahrungen zum Gebrauch seiner Mechanismen, die mit diesen Befehlen übereinstimmten, mit meinen Händen vermittelte. Auf diese Weise würde die Zuverlässigkeit seiner sinnlichen Wahrnehmung im Bezug auf den Gebrauch seiner Mechanismen allmählich wiederhergestellt werden. So würde er mit der Zeit auch ein Verzeichnis für das zum Sprechen erforderliche Maß an Muskelspannung erwerben. Und dieses Maß an Muskelspannung würde sich erheblich von dem unterscheiden, das er verwendete, wenn er gestottert hat.

Auf diese Weise machte ich weiter, bis ich für ihn die neuen sinnlichen Erfahrungen oft genug wiederholt hatte. Schließlich erschien es mir berechtigt, ihm zu erlauben, seine neuen „Mittel-und-Wege" bei ersten Sprechversuchen einzusetzen. Ich ließ ihn die Worte und die Konsonanten aussprechen, die ihm besondere Schwierigkeiten bereiteten.

Es ist in dem mir hier zur Verfügung stehenden Rahmen tatsächlich nicht möglich, detailliert all die Einzelheiten aus der Variationsbreite der Lehrerkunst aufzulisten, die ich eingesetzt habe, um den Schüler bis zu diesem Punkt zu bringen. Die Technik des Lehrers muss nämlich für jeden Schüler im Detail variieren, je nach seinen Bedürfnissen und besonderen Schwierigkeiten. All die Leser aber, die den Bericht von den Schwierigkeiten gelesen haben, auf die ich gestoßen bin, als ich selbst versucht habe, die neuen „Mittel-und-Wege“ beim Rezitieren zu verwenden, werden die Art der Schwierigkeiten erkennen können, mit denen wir – Lehrer und Schüler - uns ständig konfrontiert sahen, zumal mein Schüler ein wirklich überzeugter „Zielstreber“ war.

Zu Beginn dieses neuen Stadiums der Zusammenarbeit habe ich ihn noch einmal daran erinnert, wie sehr sein Fortschritt bis zu diesem Zeitpunkt durch sein Zielstreben und seine Versuche, es „richtig machen“ zu wollen, behindert worden ist. Ich warnte ihn eindringlich davor, in diese Gewohnheit zurückzufallen. Wenn es ihm nicht gelänge, dieser Gewohnheit auszuweichen, würde er kaum eine Chance haben, seine neuen „Mittel-und-Wege“ bei seinen Schwierigkeiten mit dem Sprechen einzusetzen. Er würde sonst nämlich in dem kritischen Moment, da er auch nur ansetzen würde, ein für ihn schwieriges Wort auszusprechen, direkt auf sein Ziel zusteuern und das Wort auf die Art und Weise aussprechen, die sich für ihn „richtig anfühlt“. Und er würde ganz bestimmt auf seinen alten gewohnten Gebrauch beim Sprechen zurückgreifen und würde abermals stottern.

Was sich danach abspielte, war ein Beleg dafür, wie schwierig es für meinen Schüler war, dieser Warnung in der Praxis Beachtung zu schenken. Wiederholt musste ich ihn ermahnen, seine alte gewohnte Reaktion jedes Mal zu hemmen, wenn ich ihn aufgefordert hatte, einen Laut oder ein Wort auszusprechen. Er sollte meiner Aufforderung dadurch nachkommen, dass er es solange ablehnte, das Wort oder den Laut auch nur aussprechen zu wollen, bis er sich die Zeit genommen hatte, um die Steuerungsbefehle für den neuen Gebrauch erst zu durchdenken und dann umzusetzen. Er war von diesen Steuerungsbefehlen für den neuen Gebrauch inzwischen auch durchaus überzeugt, dass sie für seinen Zweck am besten geeignet waren. Und er hatte sich wohl auch vorgenommen, sich die Zeit zu nehmen. Aber sobald ich ihn aufforderte, einen Laut oder ein Wort auszusprechen, gelang es ihm nicht, die Reaktion allein schon auf den Stimulus meiner Stimme zu hemmen, und er hatte sofort alles über die neuen Steuerungsbefehle vergessen, die er hätte verwenden sollen: Augenblicklich versuchte er das Klanggebilde zu wiederholen, mit dem zweifelhaften Ergebnis, dass er auf der Stelle von seinen alten Gebrauchsgewohnheiten dominiert wurde. Und weil diese alten Gebrauchsgewohnheiten mit der extremen Muskelspannung verbunden waren, die sich für ihn „richtig anfühlte", stotterte er so stark wie zuvor. [30] Kurz gesagt, verhinderte er selbst mit seinem innigen Wunsch, es „bei der Erreichung seines Zieles richtig machen zu wollen", dass er das Ziel erreichte.

Bei jedem Stotterer aus meinem Erfahrungsbereich war diese Gewohnheit, zu schnell auf Stimuli zu reagieren, immer auch mit einer sinnlichen Wahrnehmung, auf die er sich nicht verlassen konnte, mit einer übermäßigen Muskelspannung und mit fehlgeleiteten Energien verknüpft. Aber im Falle dieses Schülers war die Gewohnheit, direkt auf sein Ziel zuzusteuern, durch die Methoden, die seine vorherigen Lehrer verwendet hatten, noch verstärkt worden. [31]

Augenscheinlich unterliegen alle Übungen, die die Lehrer einsetzen, die das Stottern als ein spezifisches Problem behandeln, diesem Prinzip des „Zielstrebens", ganz gleich wie orthodox oder unorthodox ihre Methoden sind. Übungen, die meinem Schüler zuvor von seinen verschiedenen Lehrern an die Hand gegeben worden waren, um seiner speziellen Schwierigkeit beim Sprechen der Worte zu begegnen, die mit einem ‚T' oder ‚D' beginnen, sind dafür ein gutes Beispiel. Seine vorherigen Lehrer hatten zwar erkannt, dass die Art und Weise, wie er seine Lippen und seine Zunge gebrauchte, wenn er diese Konsonanten aussprach, dafür ungeeignet war. Um das Problem zu lösen, hatten sie ihn jedoch angewiesen, bestimmte Übungen zu praktizieren. Diese

Übungen verlangten es auch, dass er die speziellen Teile für das Sprechen eines ‚Ts' oder ‚Ds' benutzen musste.

Eine solche Vorgehensweise musste die Schwierigkeiten einfach verstärken: Schon die bloße Vorstellung, ein ‚T' oder ‚D' auszusprechen, wirkte bei dem Schüler als Initialzündung, in seinen gewohnten Selbstgebrauch zu verfallen. Und dieser gewohnte Selbstgebrauch war von einem falschen Gebrauch seiner Zunge und seiner Lippen begleitet. Solange dieser gewohnheitsmäßige falsche Gebrauch unverändert blieb, blieb auch diese Verbindung erhalten und er hatte nur sehr geringe Chancen, dem Anreiz zu widerstehen. Ihn unter solchen Bedingungen aufzufordern, das ‚T' oder ‚D' Sagen als ein Heilmittel gegen sein Stottern zu praktizieren, war gleichbedeutend damit, ihm einen zusätzlichen Anreiz zum Stottern zu geben.

Dies hat sich durch das, was ich beobachten konnte, als er mir zeigte, wie er diese Übungen ausgeführt hatte, vollkommen bestätigt: Sobald er zu den Übungen ansetzte, steigerte er auf der Stelle ganz allgemein seine Muskelspannung über die Maßen. Es folgte eine Zunahme der Muskelspannung von Lippen, Wangen und Zunge und er versuchte, ein ‚T' oder ein ‚D' auszusprechen, bevor seine Zunge für diesen Zweck ihre beste Position eingenommen hatte. Ein solcher Versuch war genauso zum Scheitern verurteilt wie der Versuch eines Autofahrers, einen anderen Gang einzulegen, bevor die Kupplung ihre Aufgabe erledigt hat, die Zahnräder in eine Position zu bringen, in der sie ineinander greifen. Es war ganz offensichtlich: In der Vergangenheit hatte er bei all seinen Übungen versucht, sein Ziel zu erreichen, ohne die Verfügungsgewalt über die Mittel zu haben, mit denen dieses Ziel erfolgreich erreicht werden könnte. Und weil die Mehrzahl dieser Versuche erfolglos gewesen war, brachten ihn diese Fehlversuche in einen Zustand, der von fehlendem Selbstvertrauen gekennzeichnet war. Dieses fehlende Selbstvertrauen trug erheblich zu den Schwierigkeiten bei, seine Gewohnheit des „Zielstrebens" zu brechen.

Soweit ich dies überblicken kann, basieren alle Methoden, das Stottern zu „heilen", auf demselben Prinzip des „Zielstrebens", wie unterschiedlich sie auch im Detail sein mögen. Der Ratgeber greift das eine oder andere Symptom, manchmal auch mehrere Symptome, als Ursache für das Stottern seines Klienten heraus und erteilt ihm spezielle Anweisungen oder gibt ihm spezielle Übungen auf, die ihm helfen sollen.

Ich bin mir sehr wohl bewusst, dass es nachgewiesenermaßen möglich ist, Menschen mit diesen Methoden vom Stottern abzubringen. Ich stelle jedoch die allgemeine Annahme in Abrede, dass eine grundsätzliche „Heilung" bewirkt worden ist, nur weil die Betroffenen nicht mehr stottern. In all den Fällen, in denen vorgeblich ein Stottern „geheilt" worden ist, ist nämlich meistens weiterhin etwas Eigenartiges oder Verzögerndes in der Art des Sprechens zu erkennen. Zudem scheinen die Betroffenen, jetzt da das vollbracht ist, was als eine erfolgreiche „Heilung" angesehen wird, nicht im Geringsten darüber beunruhigt zu sein, dass die schädlichen Verhältnisse übermäßiger Muskelspannung, fehlgeleiteter Energien und einer trügerischen sinnlichen Wahrnehmung weiterhin Bestand haben. Diese Verhältnisse waren tatsächlich schon zu Beginn der Heilungsmaßnahmen anzutreffen.

Kein Heilverfahren kann als effektiv und wissenschaftlich akzeptiert werden, wenn bei dem Prozess, in dem bestimmte ausgewählte Symptome beseitigt werden sollen, andere Symptome unberührt bleiben und sogar neue und unerwünschte Symptome auftauchen. [32] *Wenn dieses Kriterium bei einem Menschen Anwendung findet, der gestottert hat, bevor er durch solche Methoden „geheilt" worden ist, wird man allzu oft feststellen müssen, dass sich die ursprünglichen Defekte übermäßiger Muskelspannung, fehlgeleiteter Energien und einer unzuverlässigen sinnlichen Wahrnehmung durch den „Heilungsprozess" eher noch verstärkt haben.* [33]

Ich gestehe ja gerne ein, dass diese Defekte das Stottern nicht unbedingt wieder aufleben lassen. Wie dem auch sei, mit fast absoluter Sicherheit werden sie aber dazu führen, dass sich im Verborgenen weitere unerwünschte Symptome entwickeln, die zunächst einmal eine gewisse Zeit lang unentdeckt bleiben. Dazu kommt es unweigerlich, wenn Defekte und Krankheiten durch spezifische Methoden „geheilt" werden. Und es erklärt auch, warum trotz der bereits vorhandenen immensen Anzahl an „Heilverfahren" die Probleme im menschlichen Organismus allem Anschein nach eher noch zunehmen und warum nach immer noch weiteren „Heilverfahren" gerufen wird.

Man muss sich immer auch eines vergegenwärtigen: Zwischen allen Teilen des Organismus besteht bei ihrem Einsatz eine Arbeitsbalance [A)]. Aus diesem Grund kann der Gebrauch eines speziellen Teils (oder mehrerer Einzelteile) den Gebrauch der anderen Teile bei jeder Aktivität beeinflussen, und umgekehrt. Diese Arbeitsbalance wird unter einer instinktiven Steuerung zu einer Gewohnheit und „fühlt sich schließlich auch richtig" an. Der Punkt, an dem sich der Gebrauch irgendeines Teils bemerkbar macht, kann durchaus variieren und der Einfluss des jeweiligen Gebrauchs kann stark oder schwach sein, je nach der Natur des Stimulus der gewünschten Endaktivität. Wenn ein Defekt im Gebrauch eines der Teile erkannt und ein Versuch unternommen worden ist, diesen Defekt dadurch zu korrigieren, dass der Gebrauch dieses einen Teiles verändert wird, ohne dass gleichzeitig eine Veränderung der anderen Teile in die Wege geleitet wird, wird die gewohnte Arbeitsbalance im Gebrauch des Ganzen gestört. Deshalb sollte jemand, der versucht, eine Veränderung im Gebrauch eines speziellen Teils zu bewirken, ein Verständnis von dem haben, was erforderlich ist, um gleichzeitig die entsprechenden Veränderungen im Gebrauch der anderen Teile bewirken. Erst zusammen mit diesen Veränderungen im Gebrauch der anderen Teile wird wieder eine zufriedenstellende Arbeitsbalance bewirkt. Diese Veränderungen ergänzen den neuen Gebrauch, der an dem einen Punkt erlangt werden soll.

Wenn ein solches Verständnis nicht vorhanden ist, ist eines der beiden folgenden Szenarien sehr wahrscheinlich:

- *Entweder wird der Stimulus zur Erreichung eines Zieles mittels eines alten Gebrauchs, der sich in Verbindung mit der gewohnten Arbeitsbalance ja „richtig anfühlt", so stark sein, dass dieser Stimulus, das Ziel zu erreichen, den Stimulus dominiert, einen neuen und verbesserten Gebrauch für einen bestimmten Teil wachsen zu lassen, zumal dieser verbesserte Gebrauch mit einer ungewohnten Arbeitsbalance verbunden ist, die sich auch noch „falsch anfühlt".*
- *Oder die Arbeitsbalance zwischen dem Gebrauch des einen Teils und dem Gebrauch der anderen Teile wird in einem Maße aus dem Takt gebracht, dass die Gebrauchsweisen der anderen Teile ihrerseits in Mitleidenschaft gezogen werden und sich neue Defekte beim Gebrauch dieser Teile entwickeln. Dies ist dann der Fall, wenn der Gebrauch des einen Teils unter störenden Faktoren im Gebrauch der anderen Teile verändert wird (wie es bei jeder spezifischen Behandlungsmethode geschieht, die angewandt wird, um einen Defekt in einem der Teile zu korrigieren).*

Nachdem mein Schüler mir die ihm aufgetragenen Übungen gezeigt hatte, erklärte ich ihm, warum diese Übungen problematisch waren: Durch die Ausführung dieser Übungen hatte er seinen alten falschen Gewohnheiten seines allgemeinen Gebrauchs Vorschub geleistet und dabei auch die alten falschen Gebrauchsgewohnheiten seiner Zunge und seiner Lippen gefördert, die ihn stottern ließen.

Zudem ermahnte ich ihn sehr eindringlich, es unbedingt abzulehnen, *auf einen Stimulus von außerhalb oder aus seinem Inneren zu reagieren, ein ‚T' oder ein ‚D' zu sprechen,* wenn er jemals die Aussicht darauf haben wolle, ein ‚T' und ein ‚D' oder Worte, in denen diese Konsonanten vorkommen, ohne ein Stottern auszusprechen. Mit anderen Worten müsse er, wann immer die Vorstellung in ihm auftaucht,

‚T' oder ‚D' zu sagen, seinen Wunsch hemmen, das T' oder ‚D' richtig aussprechen zu wollen. Er müsse sein Verlangen in dieser Richtung solange unterdrücken, bis er gelernt hatte, welchen Gebrauch er in seinem Fall von seiner Zunge und seinen Lippen machen müsse, um ohne zu stottern ein ‚T' oder ein ‚D' auszusprechen, und bis er sowohl die notwendigen Steuerungsbefehle für den neuen Gebrauch seiner Zunge und seiner Lippen in die Praxis umsetzen als auch *gleichzeitig die Steuerungsbefehle für die primäre Kontrolle seines neuen und verbesserten Selbstgebrauchs erteilen konnte.*

Die Begründung leuchtete ihm durchaus ein. Und doch erwiesen sich seine Kooperationsbemühungen für einige Zeit als mehr oder weniger erfolglos. Viele Male brachte ich ihn bis zu dem Punkt, an dem sein allgemeiner Gebrauch so war, dass er ein ‚T' oder ein ‚D' ohne die übermäßige Muskelspannung, die ihn stottern ließ, hätte sagen können. Daran bestand für mich wirklich kein Zweifel. Wenn ich ihn aber an diesem Punkt aufforderte, einen der Laute zu wiederholen, passierte folgendes:

- Entweder hatte er vergessen, seine alte Reaktion zu hemmen und wechselte zu seinen alten Verhältnissen des Gebrauchs zurück, erhöhte die Muskelspannung bis zu dem Punkt, an dem ihm sein Gefühl sagte, dass er ein ‚T' oder ein ‚D' ohne zu stottern sagen könnte, versuchte es auf diese Weise und – stotterte.
- Oder, wenn er sich gelegentlich daran erinnerte, seine alte Reaktion zu hemmen und die neuen Mittel-und-Wege für das Sprechen eines ‚Ts' oder eines ‚Ds' ohne ein Stottern zu verwenden, machte er keine Anstalten, den Laut überhaupt zu artikulieren.

Seine Triebfeder war in beiden Fällen jeweils dasselbe Motiv. Er hatte den Akt des Sprechens, besonders die Aussprache der Konsonanten, die für ihn eine besondere Schwierigkeit darstellten, mit einer ganz bestimmten Muskelspannung verbunden. Wie bereits erwähnt, war er dem Irrglauben verfallen, dass ein Sprechen für ihn erst möglich war, wenn er dieses übermäßige Maß an Muskelspannung auch *gefühlt hatte.* Dies erklärt auch, warum er keinen Sprechversuch unternahm, bevor er das gewohnte, aber übermäßige Spannungsniveau nicht absichtlich aufgebaut hatte, das ihn dann stottern ließ. Auf diese Weise wurden seine alten sinnlichen Erfahrungen übermäßiger Muskelspannung nur noch verstärkt, die er ohnehin schon mit seinem gewohnten Gebrauch und mit seiner Gewohnheit verbunden hatte, erst das *richtige Gefühl* zu entwickeln, wenn er ein Ziel erreichen wollte.

Um dieser Schwierigkeit zu begegnen, machte ich es zu einem festen Programmpunkt in meinem Unterricht, meinem Schüler an jedem Unterrichtstag die Erfahrung zu vermitteln, ihm zunächst einen Stimulus zur Erreichung eines bestimmten Zieles zu geben und ihn daran zu erinnern, es augenblicklich abzulehnen, dieses Ziel erreichen zu wollen. Dies abzulehnen, bedeutete nämlich, dass er all seine falschen Gebrauchsgewohnheiten auf einen Schlag hemmte, die mit seiner gewohnten Art und Weise der Erreichung seines Ziels [34)] verbunden waren. In dem Maße, in dem er erfolgreich seine unmittelbare Reaktion auf jeglichen Stimulus hemmte, wurde er in die Lage versetzt, sein Verlangen zu besiegen, seine Ziele auf die Weise zu erreichen, die sich für ihn richtig anfühlte. Und von meiner Warte aus betrachtet, war ich in der Lage, für ihn die neuen sinnlichen Erfahrungen verbunden mit einem verbesserten Allgemeingebrauch und einschließlich des richtigen Gebrauchs von Zunge und Lippen solange zu wiederholen, bis er sich an sie gewöhnt hatte. Ich war allerdings nur solange dazu in der Lage, wie er daran festhielt, seine unmittelbare Reaktion zu hemmen. Ich brachte ihn dazu, auf dieser Linie mit mir zu kooperieren. Allmählich konnte er so solch ausreichende Erfahrungen in der Steuerung seines neuen Gebrauchs erwerben, dass er diese Steuerung erfolgreich als Mittel-und-Weg verwenden konnte, um die Konsonanten auszusprechen, die ihm bisher besondere Schwierigkeiten bereitet hatten.

Aber wichtiger noch war dies: Mein Schüler lernte im Verlauf dieser Vorgehensweise, dass er die Fehlsteuerung seines Gebrauchs und die damit verbundene übermäßige Muskelspannung verhindern konnte, wenn er seine unmittelbare instinktive Reaktion auf einen beliebigen Stimulus, „etwas zu tun", hemmte. Fehlsteuerung und überhöhte Muskelspannung waren nämlich die auffälligen Kennzeichen all seiner Reaktionen auf einen Stimulus. Sie hatten ihn nicht nur beim Sprechen behindert, sondern bei all seinen Aktivitäten, ob sie nun „körperlicher" oder „geistiger" Natur waren. Wenn er sich nun entschließen könnte, dieses Prinzip auch bei seinen Aktivitäten in den anderen Bereichen zu verwenden, stünde ihm ein Mittel zur Verfügung, um die Art und Weise seiner Reaktion auf einen Stimulus zu kontrollieren: Er würde eine Kontrolle über etwas erlangen, was „bewusstes Verhalten" genannt wird.[35)]

Bestimmte Verhaltensweisen dieses Schülers finden sich praktisch in jedem einzelnen Schüler. In den frühen Phasen des Unterrichts, wenn bei einem Schüler der Gebrauch seiner Mechanismen noch völlig unbefriedigend ist, musste ich immer wieder feststellen, dass es dem Schüler nicht gelingt, seine alte instinktive Gebrauchssteuerung zu hemmen. In der Konsequenz konnten die Steuerungsbefehle für den neuen Gebrauch nicht zur Wirkung kommen. Noch bevor ich überhaupt eine Chance hatte, ihm zu helfen, wollte er schon in Übereinstimmung mit seinem gewohnheitsmäßigen falschen Gebrauch sein Ziel erreichen. Unter diesen Umständen ist es aber praktisch unmöglich, ihn daran zu hindern, sein Ziel auf seine falsche Weise anzugehen.

Auch wenn er dann zu einem späteren Zeitpunkt im Unterricht gelernt hatte, seine instinktive Gebrauchssteuerung zu hemmen, und wenn die Steuerungsbefehle für den neuen Gebrauch so zur Wirkung gekommen sind, dass ich die entsprechenden sinnlichen Erfahrungen vermitteln konnte, sah ich mich beständig mit dem gleichen Phänomen konfrontiert: Obwohl der Schüler jetzt die Bedingungen unter Kontrolle hatte, unter denen er in der Lage gewesen wäre, sein Ziel bestmöglich zu erreichen, macht er keinerlei Anstalten, das Ziel anzugehen. Er kann einfach nicht glauben, dass es unter den jetzt vorhandenen verbesserten Bedingungen überhaupt zu erreichen ist. Diese Bedingungen „fühlen sich nämlich so falsch an", wie er sich sagt, dass er es instinktiv ablehnt, sie auch zu verwenden.

Wenn diese Schwierigkeit auftaucht, ist eines unumgänglich: Dem Schüler muss die reale Erfahrung vermittelt werden, dass er sehr wohl sein Ziel mit den Empfindungen für den sich für ihn falsch anfühlenden Gebrauch seiner Mechanismen erreichen kann. Wenn mir dies schließlich gelungen ist, machen die Schüler, einer wie der andere, die Bemerkung, dass die neue Gebrauchsweise viel leichter sei und viel weniger Anstrengung erfordere als die alte. Trotz dieses Eingeständnisses muss diese aktuelle Erfahrung, das Ziel auf diese neuen Art und Weise zu erreichen, noch unzählige Male wiederholt werden, bevor sich der verbesserte Gebrauch für den Schüler „richtig anfühlt" und bevor sich das nötige Selbstvertrauen entwickelt hat, diesen verbesserten Gebrauch tatsächlich auch zu verwenden.

Es ist wohl diese Lektion, die wir daraus zu lernen haben: Weil unsere individuelle Reaktionsweise auf einen Stimulus mit den uns vertrauten Gebrauchsgewohnheiten ganz eng verzahnt ist, ist der Anreiz, ein beliebiges Ziel zu erreichen, nahezu unlösbar mit dem uns vertrauten Gebrauch verbunden. Dies liefert auch eine Erklärung für die folgende Tatsache: Ein Schüler, dessen gewohnheitsmäßiger Gebrauch in einen ihm nicht vertrauten Gebrauch verändert worden ist – dieser ihm nicht vertraute Gebrauch steht ja nicht im Einklang mit seiner gewohnten Reaktionsweise auf einen Stimulus -, hat nur wenig bis keinen Anreiz, ein vorgegebenes Ziel zu erreichen. Solange die Bedingungen des Gebrauchs und das damit verbundene Empfinden bei einem Menschen falsch sind, scheint der Anreiz, ein bestimmtes Ziel mit dem gewohnten falschen Gebrauch zu erreichen, nahezu unwiderstehlich zu sein. Wenn die Bedingungen nun aber so verändert worden sind, dass sie bestens zur Erreichung des Zieles geeignet sind, scheint praktisch kein Anreiz mehr vorhanden zu sein, das Ziel anzugehen.

Und dies ist auch gar nicht einmal eine so große Überraschung: Wenn nämlich bei einem Menschen die sinnliche Wahrnehmung zu seinem Gebrauch falsch ist und sein Glaube von dem, was er tun oder nicht tun kann, auf dem beruht, was er fühlt, bedeutet die Erreichung eines Zieles durch einen ihm nicht vertrauten Gebrauch einen „Sprung ins eiskalte Wasser". Auch wenn ich einem Schüler ganz genau erklärt habe, warum sich in seinem Fall die Schwierigkeit stellt, und er auch die Begründung „intellektuell" verstanden hat, bedarf es doch noch einer gehörigen Portion Mut seinerseits und der praktischen Hilfe von meiner Seite, bis er schließlich tatsächlich in der Lage ist, die Erfahrung zu machen, sein jeweiliges Ziel mit einem Gebrauch zu erreichen, der für ihn neu und ungewohnt ist. Wenn ihm aber erst einmal zu dieser Erfahrung verholfen wurde und er sich dieser Erfahrung bewusst geworden ist, ist er ganz versessen darauf, sie zu wiederholen. Und mit der Zeit wird ihn die Wiederholung der Erfahrung davon überzeugen, dass das, was er bisher in diesem Zusammenhang geglaubt hat, und auch seine diesbezüglichen Urteile falsch waren. In der Folge entwickelt sich allmählich in ihm ein Anreiz, den neuen Gebrauch zu verwenden. Und dieser Anreiz wird schließlich auch stärker sein als der Anreiz für den alten Gebrauch. Die Entwicklung des neuen Gebrauchs ist nämlich das Ergebnis einer rationalen Vorgehensweise. Zudem hat er herausgefunden, dass er diese Vorgehensweise tatsächlich mit einem Selbstvertrauen bewusst steuern und kontrollieren kann, das er so zuvor niemals erfahren hat.

Diese Charaktereigenschaft des Menschen ist in der Tat höchst bemerkenswert: Der Mensch hat die Fähigkeit, sich an nahezu alle möglichen Bedingungen anzupassen, ob gute oder schlechte, sowohl an Verhältnisse, die sich in ihm selbst entwickelt haben, als auch an Verhältnisse, die er in seiner Umwelt vorfindet. Wenn er sich erst einmal an diese Verhältnisse angepasst hat, nimmt er sie als richtig und völlig natürlich wahr. Diese Anpassungsfähigkeit erweist sich als ein wahrer Segen, wenn sie ihn in die Lage versetzt, sich an Bedingungen anzupassen, die unbedingt wünschenswert sind. Sie kann sich aber auch als eine große Gefahr erweisen, wenn die Bedingungen ganz und gar nicht wünschenswert sind. Wenn seine sinnliche Wahrnehmung wenig zuverlässig ist, kann es sein, dass er sich an wirklich schädliche Verhältnisse des Fehlgebrauchs seiner selbst gewöhnt und dass sich diese schädlichen Verhältnisse sogar noch richtig und angenehm anfühlen.

Meine Unterrichtserfahrungen haben mir auch dieses gezeigt: Je schlechter diese Bedingungen bei einem Schüler sind und je länger sie bereits Bestand haben, umso vertrauter und richtiger fühlen sie sich für ihn an und umso schwieriger ist es, ihm beizubringen, wie er diese Bedingungen verändern kann. Diese Tatsache ist zudem völlig unabhängig davon, wie sehr er sich eine Veränderung wünscht. Mit anderen Worten ist seine Fähigkeit, einen neuen und verbesserten Selbstgebrauch zu erlernen, der zufriedenstellender ist, in der Regel umgekehrt proportional zu dem Ausmaß des Fehlgebrauchs, der in seinem Organismus vorhanden ist, und auch umgekehrt proportional dazu, wie lange diese schädlichen Bedingungen schon Bestand haben. Jeder, der sich einen Plan zurechtlegt, wie sein Gebrauch und die Funktionsweise seiner Mechanismen im gesamten Organismus verbessert werden kann, um Unzulänglichkeiten, Defekte und schlechte Gewohnheiten zu beseitigen, muss diesen Punkt verstanden haben und mit in seine Überlegungen zur praktischen Umsetzung einbeziehen.

Zum Ende seines gesamten Unterrichts fragte mich mein Schüler noch, warum es so viel schwieriger sei, die Gewohnheit des Stotterns abzulegen als die Gewohnheit übermäßigen Rauchens. Er erzählte mir weiter, dass er früher ein Kettenraucher gewesen sei. Er habe schließlich aber eingesehen, dass die Gewohnheit zu sehr Besitz von ihm ergriffen hatte, und er habe den Entschluss gefasst, das Rauchen aufzugeben. Sein Plan habe zunächst darin bestanden, die Anzahl der Zigaretten, die er jeden Tag rauchte, zu reduzieren. Als er gesehen habe, dass es ihm nicht gelang, im Rahmen seines selbstauferlegten Limits zu bleiben, habe er sich entschlossen, das Rauchen mit einem Mal ganz einzustellen. Dies schien ihm der einzige Weg zu sein, auf dem er erfolgreich mit dieser Gewohnheit brechen konnte. Er habe seinen Entschluss in die Praxis umgesetzt und sei auf der Stelle zum Nichtraucher geworden. Jetzt wollte er also wissen, warum seine Bemühungen, das Stottern zu überwinden, nicht genauso leicht zum Erfolg geführt haben.

Ich machte ihn darauf aufmerksam, dass diese beiden Gewohnheiten zwei sehr verschiedene Probleme darstellten. Der Raucher könne zum einen mit dem Rauchen aufhören, ohne die notwendigen Aktivitäten seines Lebens unterbrechen zu müssen. Zum anderen resultiere die Versuchung zum exzessiven Rauchen ja aus der Tatsache, dass – wie jeder Kettenraucher weiß – jede gerauchte Pfeife, Zigarre oder Zigarette als ein Stimulus wirkt, eine weitere zu rauchen. Wenn derjenige, der sich das Rauchen abgewöhnen will, sich einer Zigarette enthält, werde also jedes Mal ein Glied aus der Kette herausgebrochen.

Der Stotterer jedoch kann ja nicht einfach das Sprechen einstellen, weil das Zusammenleben mit seinen Mitmenschen darauf basiert. Jedes Mal, wenn er spricht, ist er gezwungen, dies in seinen gewohnten falschen Gebrauchsweisen seiner Stimmorgane, seiner Zunge und seiner Lippen zu tun. Dem Stimulus zu sprechen kann er nicht in der Weise ausweichen, wie ein Raucher dem Stimulus zu rauchen entgehen kann, auch wenn er es wollte. Deshalb verlangt die Gewohnheit des Stotterns nach einer Form von Kontrolle, die sehr viel tiefer geht.

Eine zufriedenstellende Kontrolle über den Sprechakt erfordert ein zufriedenstellendes Niveau beim allgemeinen Gebrauch der Mechanismen. Ein zufriedenstellender Gebrauch der Zunge und der Lippen und das erforderliche Kontrollniveau der Sprech- und Atemorgane sind nämlich von einem solch zufriedenstellenden allgemeinen Gebrauch abhängig. Aus diesem Umstand ergibt sich auch, dass ein wenig zufriedenstellender Gebrauch, so wie er erwiesenermaßen bei jedem Stotterer vorzufinden ist, ein mächtiges Hindernis auf dem Weg darstellt, der Gewohnheit des Stotterns Herr zu werden.

Für den Raucher stellt sich die Lage völlig anders dar. Für die Tätigkeit des Rauchens ist ein solch hohes Gebrauchsniveau der Mechanismen nicht erforderlich. Obwohl auch bei einem Raucher sehr oft nicht zufriedenstellende Bedingungen anzutreffen sind, ist ihr Einfluss bei der Überwindung dieser speziellen Gewohnheit relativ gering. Und noch ein weiteres Element spielt hier eine Rolle: Die Gewohnheit, die der Raucher zu überwinden sucht, hat er bei dem Prozess, seiner Lust zu frönen, selbst bewirkt. Im Gegensatz dazu handelt es sich bei der Gewohnheit des Stotterns um eine Gewohnheit, die bei dem Stotterer allmählich Teil des Gebrauchs der Mechanismen geworden ist, die er gewohnheitsmäßig bei allen Tätigkeiten seines täglichen Lebens verwendet.

Dies erklärt auch, warum die Gewohnheit des Rauchens nicht so tiefverwurzelt und in ihrer oberflächlichen Ausprägung leichter zu überwinden ist. Und so erklärt sich auch, warum mein Schüler zwar *selbständig* das Problem seines übermäßigen Zigarettenkonsums lösen konnte, aber nicht in der Lage war, seine Gewohnheit des Stotterns ohne Hilfe von außen zu überwinden. Er war auf die Hilfe eines Lehrers angewiesen, der es verstanden hat, ihm die Mittel-und-Wege zur Verfügung zu stellen, mit denen *er selbst* generell die Kontrolle über einen zufriedenstellenden Gebrauch seiner Mechanismen erlangt hat. Und dieser zufriedenstellende Gebrauch umfasste auch den richtigen Gebrauch von Zunge, Lippen und Stimmorganen für den Akt des Sprechens.

Eines möchte ich an dieser Stelle aber noch herausstreichen: Der Prozess, bei dem ein Defekt , wie es das Stottern ist, beseitigt wird, stellt höchste Anforderungen an Lehrer und Schüler in Bezug auf den Zeitaufwand, die Geduld und das Geschick. Dieser Prozess verlangt nämlich

- zum Einen die Hemmung der instinktiven Energiesteuerung, die mit den gewohnten sinnlichen Erfahrungen verbunden ist,

- und zum Anderen den Aufbau einer bewussten Energiesteuerung anstelle der instinktiven. Dies gelingt dadurch, dass die nicht vertrauten Erfahrungen, die mit einem neuen und zufriedenstellenden Gebrauch verbunden sind, wieder und wieder vermittelt werden.

Der Prozess, Energie als das Mittel zur Veränderung der Reaktionsweise aus gewohnten Bahnen in neue und nicht vertraute Bahnen zu lenken, verlangt es, dass die Fähigkeit von Lehrer und Schüler, „vom Bekannten zum Unbekannten zu gelangen", beständig zunimmt. [36)] Auf diese Weise hat dieser Prozess Gültigkeit für das Prinzip, das allem Wachstum und jeder Entwicklung des Menschen zugrunde liegt.

Nach Beendigung dieses Kapitels habe ich einen Brief von diesem Schüler erhalten. Mit seiner Erlaubnis zitiere ich in Auszügen daraus. Ich glaube nämlich, dass sie bei der Verbesserung des Gebrauchs im Zusammenhang mit der Entwicklung eines Bewusstseins für die sinnlichen Wahrnehmungen von einigem Interesse sind. Er schreibt darin:

> „Ich habe lange nichts von mir hören lassen. Ich hoffe sehr, Sie haben es nicht so aufgefasst, dass ich das Interesse an Ihrer Arbeit und an Ihnen verloren hätte. Das Gegenteil ist der Fall. Ich interessiere mich kaum mehr für irgendetwas anderes. (....) Ich bin voller Zuversicht, dass ich weitere und beträchtliche Fortschritte machen werde, wenn ich in diesem Jahr wieder zu Ihnen komme. Und ich bin auch optimistisch genug zu glauben, dass ich soweit gereift bin, einige wirklich neue Erfahrungen zu machen. (......) Ich bin jetzt an dem Punkt angelangt, dass ich spüre, wie mein Rücken arbeitet. Und ich kann auch spüren, wie sich meine Unterkiefer entspannen. Ich glaube jetzt wirklich, dass ich tatsächlich meine Kiefermuskeln benutzt habe, um mich aufrecht zu halten. Und ich nehme auch wirklich mehr und mehr wahr, wie wenig ich meine Zunge und meine Lippen beim Sprechen benutzt habe. Ja, ich habe sie wohl fast überhaupt nicht benutzt. Es ist diese großartige Verbesserung

meiner sinnlichen Wahrnehmung, die mir so viel Hoffnung für die Zukunft macht.“

Kapitel 5

DIAGNOSE UND MEDIZINISCHE AUSBILDUNG

Seit vielen Jahren überweisen Mediziner Patienten zu mir, weil sie wissen, dass ich erfahren darin bin, die Bedingungen des Gebrauchs zu untersuchen und den Einfluss dieser Bedingungen auf die Funktionsweise zu beurteilen. Zunächst möchte ich einmal festhalten, dass ich diese Fälle grundsätzlich als Schüler übernehme und nicht als Patienten. Ich bin nämlich nicht an den Krankheiten und Defekten an sich interessiert, sondern allein daran, wie diese Krankheiten und Defekte mit schädlichen Gebrauchs- und Funktionsbedingungen zusammenhängen.

Einige dieser Fälle wurden zuvor als Herzinfarkt, Epilepsie, Koordinationsstörung, rheumatische Arthritis, Ischias, Kinderlähmung, Asthma, Nervenentzündung, sogenannte nervliche und mentale Probleme, Verstopfung, Stimm- und Halsprobleme, Plattfüße und Stottern diagnostiziert und behandelt. Immer habe ich bei der Untersuchung nicht zufriedenstellende Funktionsweisen in Verbindung mit einem schädlichen Gebrauch der geistig-körperlichen Mechanismen vorgefunden.

Und bei anderen Fällen sahen sich die Ärzte gar nicht erst in der Lage, eine Ursache oder eine Erklärung für die Symptome zu finden. Bei einigen dieser Fälle waren die Probleme mentaler Art, wie diese Probleme landläufig umschrieben werden: Apathie, Depression, Erschöpfung, Gedächtnisschwäche, die Unfähigkeit, bei einer Aufgabe zu bleiben, übermäßige Erregbarkeit oder generell nichts „auf die Reihe zu bekommen" waren solche mentalen Probleme. Bei manchen Fällen hatten sich Symptome gezeigt, die eher körperlicher Natur waren, wie Schlaflosigkeit, Verdauungsprobleme, Mangelernährung, Kreislaufschwäche oder Frostbeulen. Auch bei der Untersuchung dieser Fälle habe ich immer nicht wünschenswerte Verhältnisse des Selbstgebrauchs vorgefunden, die nicht erkannt worden waren und die das allgemeine Funktionsniveau des Patienten abgesenkt hatten. [37)]

Zudem habe ich auch bei allen Fällen mit schädlichen Gebrauchs- und Funktionsverhältnissen, die gemeinsam auftreten, gesehen, dass auf die sinnliche Wahrnehmung des Betroffenen kein Verlass war (dass also die Erkenntnisse, die durch die Mechanismen der Wahrnehmung in Bezug auf die Art und Weise des Selbstgebrauchs gewonnen werden, nicht zuverlässig sind). Das Ergebnis ist: Bei allen unseren Aktivitäten ist die Steuerung des Gebrauchs über die Sinne fehlerhaft. Dies zeigt sich nicht zuletzt in den schlechten Gewohnheiten bei den ganz normalen Tätigkeiten im Tagesablauf wie Gehen, Sitzen, Stehen, Essen, Sprechen, Spielen, Denken oder eine Diskussion führen.

Meine Erfahrungen, die ich bei all diesen Fällen gemacht habe, haben mir eines klargemacht: Es besteht eine enge Beziehung zwischen der Art und Weise des Gebrauchs der Mechanismen und ihrem Funktionsniveau. Dort, wo ich einen unbefriedigenden Gebrauch der Mechanismen vorgefunden habe – die damit verbundenen Funktionsprobleme waren u. a. Störungen des Atem- und Kreislaufsystems, abgesenkte Eingeweide, Trägheit des einen oder anderen Organs zusammen mit übermäßigen und falschen Druckverhältnissen, Kontraktionen und Versteifungen im gesamten Organismus – haben sie generell das Widerstandsniveau gegen Krankheit herabgesetzt. Umgekehrt habe ich dort, wo zuvor eine Erkrankung eines Organs oder eines Systems diagnostiziert worden war, festgestellt, dass die fehlerhafte Funktionsweise, die unweigerlich mit der Erkrankung einhergeht, immer auch mit einer unbefriedigenden Gebrauchsweise verbunden war.

Dies ist Beleg dafür, dass eine unbefriedigende Gebrauchsweise – indem sie die allgemeine Funktionsweise stört - die wesentliche Ursache ist, die unweigerlich zu Störungen und Krankheit führt. Jeder, der eine Diagnose erstellt und eine Behandlung verschreibt, ohne herausgefunden zu haben, wie viel des gegenwärtigen Problems darauf zurückzuführen ist, dass Gebrauch und Funktionsweise gestört sind, und wie viel anderen Ursachen zuzuschreiben ist, lässt eine wesentliche Ursache für Krankheit und Leiden unberührt.

Deshalb muss es auch zum persönlichen Rüstzeug eines jeden Mediziners gehören, in seiner Ausbildung gelernt zu haben, den Gebrauch der eigenen Mechanismen zufriedenstellend zu steuern. Ich kann meine Forderung mit diesen Argumenten untermauern:

- Man kann von einer Diagnose wirklich nicht behaupten, dass sie vollständig wäre, wenn der ärztliche Ratgeber nur den Einfluss in Betracht gezogen hat, den die unmittelbare Ursache, z. B. ein eingedrungener Erreger, für das Problem auf den Patienten hat. In eine vollständige Diagnose muss auch die Störung der Funktionsweise, die immer auch mit einem gewohnheitsmäßigen falschen Gebrauch der Mechanismen verbunden ist, mit einbezogen werden. Eine solche Störung der Funktionsweise in Verbindung mit dem falschen Gebrauch ist nämlich auch mit dafür verantwortlich, dass die Widerstandskraft des Patienten bis zu dem Punkt herabgesetzt ist, an dem der eingedrungene Erreger seine Chance bekommt, Unheil anzurichten.
- Der Lehrplan in der medizinischen Ausbildung sieht nicht vor, dass die angehenden Mediziner Kenntnisse darüber erwerben, wie der Gebrauch der menschlichen Mechanismen zu steuern ist. Deshalb versteht ein Arzt bei seiner Diagnose auch nicht, was eigentlich mit „Gebrauch“ in dem Sinne, wie ich ihn definiert habe, gemeint ist. Und so erkennt er auch nicht den Zusammenhang zwischen einer Fehlsteuerung des Gebrauchs und dem unzureichenden Funktionsniveau, der immer bei Krankheit anzutreffen ist. Seine Schlussfolgerungen basieren somit auf Prämissen, die unvollständig sind. Sowohl auf dem Feld der Prävention als auch im Bereich von Heilung ist der Wert seiner Arbeit folglich eher begrenzt.
- Wenn der Arzt aber in einem Ausbildungskurs Kenntnisse über diesen Zusammenhang erwerben würde, würde er in die Lage versetzt, den gegenwärtigen Zustand des Gebrauchs bei seinen Patienten zu beurteilen, jegliche Fehlsteuerung des Gebrauchs dort,

wo sie besteht, aufzudecken und die Beziehung des fehlgesteuerten Gebrauchs zu den jeweiligen Symptomen der vorliegenden unbefriedigenden Funktionsweisen zu bestimmen.

Die herkömmliche Praxis, für Diagnosen Testergebnisse heranzuziehen, ist ein Beispiel, das meine Forderung stützt. Das Ergebnis eines Testes zu den Verhältnissen in einem Patienten wird nämlich zwangsläufig von der Art und Weise des gewohnheitsmäßigen Gebrauchs seiner Mechanismen beeinflusst. Wenn dieser Einfluss nicht berücksichtigt wird, muss jede Diagnose, die auf diesem Test beruht, mehr oder weniger unvollständig sein, je nach Stärke dieses Einflusses.

Um dies zu belegen, brauchen wir bloß einen Funktionstest bei einer Person durchführen, bei der bestimmte unbefriedigende Verhältnisse des Gebrauchs vorhanden sind. Wir machen dann den gleichen Test bei derselben Person noch einmal, nachdem die Gebrauchsverhältnisse bei ihr zum Besseren verändert worden sind. Immer wird man sehen, dass der zweite Test sich von dem ersten unterscheidet. In der Mehrzahl der Fälle wird sich sogar zeigen, dass zwischen den beiden Testen ein markanter Unterschied besteht.

Dazu fällt mir eine Situation ein, die hier passt, wie die berühmte Faust aufs Auge. Ein Spezialist hatte mich zu einem Fall um Rat gebeten. Als ich in das Behandlungszimmer kam, war er gerade dabei, Brust und Lunge mit dem Stethoskop abzuhören. Mir war sofort aufgefallen, dass es sich hier um einen der schlimmsten Fälle falschen Gebrauchs handelte, der mir jemals begegnet ist. Damit verbunden waren Kontraktion und Unbeweglichkeit des Brustkorbs, ein niedergedrückter Kehlkopf, die Neigung, bei den ganz normalen Tätigkeiten des Lebens die Luft anzuhalten, und ein schlimmer Buckel. Die Art und Weise des Patienten, wie er sich gebrauchte, behinderte die Atem- und Kreislaufprozesse und auch die Herztätigkeit, was wiederum den Puls und den Blutdruck negativ beeinflusste. Der Spezialist beendete seine Untersuchung und bat mich, selbst einmal zu hören, damit ich eine Vorstellung von den Atemschwierigkeiten des Patienten aus ärztlicher Sicht bekäme. Ich tat, wie geheißen, und notierte zusammen mit ihm, was ich gehört hatte. Danach wies ich ihn auf die Symptome des falschen Gebrauchs hin, die ich bei dem Patienten ausgemacht hatte. Ich schlug vor, denselben Test noch einmal durchzuführen. Ich würde nur einige leichte Veränderungen an den Verhältnissen seines Gebrauchs vornehmen und anschließend dafür sorgen, dass diese veränderten Verhältnisse während des erneuten Tests bestehen bleiben. [38)] Mit dem Stethoskop würde ein völlig anderes Ergebnis registriert werden. Gesagt, getan. Als der Spezialist erneut das Stethoskop zur Untersuchung einsetzte, musste er gestehen, dass das, was ich vorausgesagt hatte, eingetroffen war. Er hat den Patienten dann an mich verwiesen und die erzielten Resultate waren schließlich zur allgemeinen Zufriedenheit.

Ich gehe noch einen Schritt weiter: Ich werde aufzeigen, dass der Arzt in seinen Möglichkeiten limitiert ist, sowohl im Bereich der „Heilung", aber mehr noch auf dem Feld der Vorsorge. Er ist limitiert, weil er nicht den Einfluss erkennt, den ein zufriedenstellender Gebrauch auf die Erhaltung eines wünschenswerten allgemeinen Funktionsniveaus hat. Deshalb besitzt er in jedem einzelnen der untersuchten Fälle auch nicht die nötigen Kenntnisse für seine Diagnosen, die es ihm ermöglichen würden, zwischen zufriedenstellenden und nicht zufriedenstellenden Gebrauchsverhältnissen zu unterscheiden.

Nehmen wir den folgenden Fall an: Eltern suchen mit ihrem Kind allein deshalb einen Arzt auf, um eventuelle Vorsorgemaßnahmen für ihr Kind zu erörtern. Das Kind selbst zeigt keinerlei Symptome von Krankheit. Die Eltern wollen aber sichergestellt wissen, dass sich bei ihrem Kind keine latent schädlichen Tendenzen zeigen, die, wenn sie unentdeckt blieben, später zu Krankheit oder Defekten in der einen oder anderen Form führen würden. Der Arzt untersucht das Kind und findet keine Symptome oder Tendenzen, die seiner Meinung nach auffällig wären oder behandelt werden müssten, und attestiert dem Kind die beste Gesundheit.

Wenn wir den Wert dieser Meinung richtig beurteilen wollen, müssen wir erneut dieses berücksichtigen: Der Lehrplan der Medizin schließt kein Training ein, das es dem Arzt ermöglicht, bei den Tätigkeiten des täglichen Lebens selbst eine zufriedenstellende Steuerung seines eigenen Gebrauchs zu verwenden, geschweige denn seinen Patienten beizubringen, wie sie bei sich dasselbe tun können. Wir müssen deshalb davon ausgehen, dass der untersuchende Arzt in unserem Beispiel nichts von den nicht zufriedenstellenden Gebrauchsverhältnissen weiß, die vorliegen können. Wenn aber derartige Gebrauchsverhältnisse vorhanden sind, wird er folglich sehr wahrscheinlich nicht in der Lage sein, sie zu erkennen oder ihren Einfluss auf die Funktionsweisen zu beurteilen. Man kann von ihm ja nicht erwarten, nach etwas Ausschau zu halten, von dem er nicht einmal weiß, dass es existiert, auch wenn es ein noch so mächtiger Faktor bei der Entwicklung von Krankheitstendenzen und Störungen ist. Folglich kann man von seiner Untersuchung des Allgemeinzustands des Kindes nicht sagen, dass sie vollständig wäre: Wenn der Arzt die Gebrauchsverhältnisse bei dem Kind nämlich nicht erkannt und aufgedeckt hat, können diese Verhältnisse, die sich ggf. ausprägen, mit der Zeit dazu führen, dass das allgemeine Funktionsniveau des Kindes herabgesetzt wird und seine Widerstandskraft gegen Krankheit abnimmt, obwohl der Arzt ihm vielleicht die beste Gesundheit bescheinigt hat.

Ein Beispiel für eine Diagnose, die darauf beruht, dass der Zusammenhang zwischen Gebrauch und Funktion gesehen worden ist, ist die folgende Fallgeschichte. Im Dezember 1923 erhielt ich einen Brief. Darin hieß es:

> „Ich bin Arzt. Aufgrund einer Angina pectoris musste ich aber eine Auszeit nehmen. Ich habe gerade Ihr Buch *Man's Supreme Inheritance* gelesen, das Dr. Peter MacDonald auf dem B. M. A. Kongress erwähnt hatte. Die Prinzipien, die Ihrer Arbeit zugrunde liegen, machen auf mich den Eindruck, dass sie wirklich plausibel sind. Ich halte sie sogar für so plausibel, dass ich sie bei mir im Fall meiner Angina pectoris gerne in die Praxis umsetzen möchte. Ich bin jetzt 61. Seit zwei Monaten bin ich bereits bemüht, die Prinzi-

pien aktiv zu verwenden. (....) In der Hoffnung, dass Sie mir dabei weiterhelfen können, freue ich mich, von Ihnen zu hören."

Wir vereinbarten ein Einführungsgespräch, bei dem ich in meiner gewohnten Art und Weise vorging: Ich analysierte zunächst die bestehenden Gebrauchsverhältnisse bei Dr. X - so will ich ihn nennen - und teilte ihm die Ergebnisse meiner Analyse mit. Sein Selbstgebrauch war tatsächlich im höchsten Maße unbefriedigend. Verbunden mit einem gefährlichen Absinken des Funktionsniveaus der Atem-, Kreislauf- und Verdauungssysteme zeigten sich ein weitreichender Fehlgebrauch und eine beträchtliche Fehljustierung. Bei einer großen Anzahl von Angina-pectoris-Fällen habe ich fast immer eine solche Kombination schädlicher Verhältnisse vorgefunden. Diese schädlichen Verhältnisse reichen meiner Meinung nach allein schon aus, um das beklemmende Gefühl zu erklären, mit dem der Patient Bekanntschaft gemacht hatte. [39)]

Soviel zu meiner Diagnose. Ich erklärte Dr. X nun, wie ich in seinem Fall methodisch vorgehen wollte: Ich würde versuchen, seine wenig befriedigenden Gebrauchsverhältnisse zu verändern, um solch wünschenswerte Verhältnisse zu schaffen, wie man sie tatsächlich nur in Verbindung mit einem befriedigenden Funktionsniveau vorfindet. In erster Linie zeigte Dr. X ein besonderes Interesse an meinem Diagnoseverfahren. Dieses Interesse steigerte sich sogar noch mit dem Aufbau eines neuen und jetzt befriedigenden Gebrauchs, den er auch im täglichen Leben einmal mehr und einmal weniger verwendet. Im Laufe dieses Aufbauprozesses hatte er nämlich erkannt, dass die Symptome, die Anlass für die Diagnose ‚Angina pectoris' gewesen waren und die ein weiteres Arbeiten in seinem Beruf und das Golf spielen unmöglich gemacht hatten, immer weniger in Erscheinung getreten waren, und zwar in dem Maße, wie sich die Verhältnisse im gesamten Organismus verändert und verbessert hatten. Sie waren tatsächlich soweit verschwunden, dass er frei von Schmerzen war und wieder arbeiten und Golf spielen konnte. [40)]

Dr. X hat die Arbeit, die ich mache, als „Erste klinische Physiologie für den Menschen“ beschrieben. Und ihm war auch ganz klar, dass sich meine Diagnosemethode fundamental von der Methode unterscheidet, die in der orthodoxen Medizin zur Anwendung kommt. Deshalb hat er mich gedrängt, etwas über das Thema zu schreiben. Das, was ich herausgefunden habe, könne dann den verschiedenen medizinischen Gremien vorgestellt werden. Mit dem Folgenden greife ich diesen Vorschlag auf.

Ich denke, es ist eine gute Idee, meine Aussagen zu diesem Thema auf der Grundlage einer Ansprache zu machen, die Lord Dawson am 24. Februar 1926 im House of Commons [41)] gehalten hat. Die Ansichten, die er dort im Zusammenhang mit der Effizienz der medizinischen Ausbildung zur Vorbereitung einer erfolgreichen Krankheitsdiagnose vertritt, seien nämlich durchaus repräsentativ für die allgemein geläufige Meinung der Medizin zu diesem Thema. Dies haben mir Freunde aus der Ärzteschaft versichert.

Es kann nicht ausbleiben, dass ich in meinen Kommentaren auch kritische Punkte der medizinischen Ausbildung anspreche. Ich habe aber allen Grund anzunehmen, dass sich die Ärzteschaft aufgeschlossen dieser Kritik gegenüber zeigt:

- So hat Lord Dawson zu Beginn seiner Ansprache geäußert, dass die Medizin offen sei für Kritik jeglicher Art.
- Meine Tätigkeit als Erzieher hat mir die Augen dafür geöffnet, dass etwas im Lehrplan der medizinischen Ausbildung fehlt.
- Ich kann eine Technik anbieten, von der ich aufgrund meiner Erfahrungen überzeugt bin, dass sie das Fehlende im medizinischen Lehrplan mehr als nur ausgleichen wird.

Lord Dawson hat in seiner Ansprache unter der Überschrift *Diagnose und der medizinische Lehrplan* folgendes gesagt:

„Notwendige Voraussetzung für eine Behandlung ist ein Wissen um die Krankheit (...), über ihre Ursachen und darüber, wie sie diagnostiziert werden kann. Der Versuch, eine Krankheit ohne Kenntnisse davon zu behandeln, was mit dem Körper als Ganzem falsch ist – nicht nur mit einem Teil davon – war zugegebenermaßen eine große Torheit. Um solche Kenntnisse zu erlangen, ist es notwendig, die Ausbildung sehr sorgfältig zu organisieren. (.....) Niemand sollte als Arzt im Praktikum [A] zugelassen werden, der nicht die Jahre einer solchen Ausbildung durchlaufen und nicht die Natur von Krankheit und ihre Diagnose studiert hat. Und die Ausbildung sollte auch für alle gleich sein. In dieser Sache darf es wirklich keinerlei Zugeständnisse geben. Man macht ja auch nicht jemanden zum Kapitän eines Schiffes, der nicht das Kapitänspatent erworben hat, auch wenn er noch so interessante Ansichten über die Navigation vertritt und noch so begabt ist. Warum sollte für das menschliche Schiff, das auf dem Meer des Lebens segelt, weniger Sorgfalt aufgewendet werden? (........) Man versucht jetzt, so früh wie möglich die Kontrolle über eine Krankheit zu erlangen, in einem Stadium, in dem sie leichter zu heilen ist. Von daher schon hat Diagnose eine *alles überragende Bedeutung.* [42]

Ich will bei Lord Dawsons Aussage ansetzen, dass „notwendige Voraussetzung für eine Behandlung ein Wissen um die Krankheit ist, über ihre Ursachen und darüber, wie sie diagnostiziert werden kann." Dies ist ja auch offensichtlich: Erst wenn wir uns darüber im Klaren sind, was die Ursache für eine Krankheit ist, haben wir ein reelle Chance, sie erfolgreich zu behandeln. Genauso liegt es auf der Hand, dass die Teile des Organismus weniger krankheitsanfällig sind, wenn die Funktionsweise dieser Teile zufriedenstellend ist. Dass es einen Zusammenhang zwischen Krankheit und falscher Funktionsweise gibt, sollte generell anerkannt sein. Und auch dies ist unbedingt zu beachten: Dort, wo spezifische Symptome von Krankheit diagnostiziert worden sind, *ist die damit einhergehende falsche Funktionsweise ihrerseits immer mit einem nicht wünschenswerten Gebrauch der Mechanismen des Organismus, der ja eine Einheit bildet, verbunden.* Dieser Zusammenhang hat sich im Verlauf meiner Erfahrungen im Unterricht immer wieder bestätigt. Diese Erfahrungen haben mich gelehrt, dass *in dem Prozess,* bei dem der Gebrauch und die Funktionsweisen insgesamt verbessert werden, auch die spezifischen Symptome von Krankheit tendenziell oder sogar vollständig verschwinden.

Ich stimme deshalb mit Lord Dawson vollkommen überein, wenn er sagt, dass „der Versuch, eine Krankheit ohne Kenntnisse davon zu behandeln, was mit dem Körper als Ganzem falsch ist – nicht nur mit einem Teil davon –zugegebenermaßen eine große Torheit ist.“ Wenn er aber davon spricht, dass die medizinische Ausbildung derzeit „sorgfältig organisiert“ ist, und so den Anschein erweckt, dass dem Studierenden darin diese wesentlichen Kenntnisse vermittelt werden, kann ich ihm in diesem Punkt nur bedingt zustimmen. Es gibt nämlich tatsächlich nichts in der medizinischen Ausbildung, das einen Mediziner in die Lage versetzen würde,

- jenen *gewohnheitsmäßigen* falschen Gebrauch der Mechanismen, der mit einer falschen Funktionsweise und deshalb auch mit den Symptomen von Krankheit verbunden ist, überhaupt zu orten und geschweige denn in eine Diagnose mit einzubeziehen;
- auf seine Diagnose einen Prozess folgen zu lassen, bei dem dieser gewohnheitsmäßige falsche Gebrauch korrigiert und an seiner Stelle ein befriedigender Gebrauch aufgebaut wird. Ein solcher Prozess führt unweigerlich dazu, dass solche Bedingungen wiederhergestellt werden, die bei Gesundheit anzutreffen sind. Und dieser Prozess wird immer auch von einem sich verbessernden Funktionsniveau begleitet.

Jetzt wird auch klar, dass sich eine solche Diagnostik und Behandlungsweise grundsätzlich und vom Prinzip her von den orthodoxen Methoden der Medizin unterscheidet. Bei diesen orthodoxen Methoden werden genau definierte, lokale Symptome auf spezifische Störungen zurückverfolgt. Diese Störungen werden dann als die Ursache für das jeweilige Problem diagnostiziert und entsprechend spezifisch behandelt.

Nehmen wir einmal den folgenden Fall an: Ein Arzt im Praktikum findet Symptome, die er für Probleme in einem Teil oder in Teilen des Organismus, verantwortlich macht, für Probleme mit der Leber, dem Herzen, der Lunge, den Augen oder irgendeinem anderen Teil des Organismus. Entweder wird er das Problem mit diesem speziellen Teil selbst behandeln wollen oder er wird den Patienten an einen Spezialisten überweisen, der dann seinerseits eine Behandlung verschreibt, die speziell auf das Problem mit diesem Teil zugeschnitten ist, um auf diese Weise das Problem zu beseitigen. Nur müssen wir sehen,

- dass spezielle Symptome niemals getrennt von einer falschen Funktionsweise anzutreffen sind;
- dass eine falsche Funktionsweise in Verbindung mit diesen Symptomen immer mit einem falschen Gebrauch der Mechanismen im Organismus verbunden ist;
- dass mit dem Einsatz der spezifischen Methoden noch nichts unternommen worden ist, um diesen falschen Gebrauch zu verbessern.

Ich will gerne zugeben, dass spezifische Symptome mit dieser Methode beseitigt werden können und oft auch beseitigt werden. Allerdings bleiben dabei die allgemeinen Bedingungen im Organismus so, wie sie sind. Wenn diese allgemeinen Verhältnisse unentdeckt bleiben, werden sie das Funktionsniveau generell weiter absinken lassen und es wird nur eine Frage der Zeit sein, bis sich das ursprüngliche Problem wieder manifestiert oder, wie es sehr häufig geschieht, sich sehr viel schwerwiegendere Probleme einstellen.

Wir können deshalb mit Fug und Recht von Folgendem ausgehen: Jemand, der nicht darin ausgebildet ist, den mit einer falschen Funktionsweise verbundenen falschen Gebrauch aufzuspüren, und der nicht eine Technik einsetzen kann, die entwickelt worden ist, um einen solchen falschen Gebrauch zu korrigieren, kann mit seiner Diagnose gar nicht feststellen, „was mit dem Körper als Ganzem falsch ist“. Weil das Medizinstudium ein solches Training aber nicht umfasst und eine solche Technik nicht zur Behandlung von Krankheit eingesetzt wird, können die Ausbildungsmethoden, für die Lord Dawson eintritt, den Studenten auch nicht die Hilfe bieten, die sie benötigen, um eine Diagnose darüber zu stellen, „was ist mit dem Körper als Ganzem falsch ist".

Ich kann auch Lord Dawsons Analogie zwischen der medizinischen Ausbildung und der Ausbildung zum Navigator so nicht akzeptieren. Wenn dem Medizinstudenten bei sich selbst wie auch bei seinen zukünftigen Patienten nichts über den Gebrauch der Mechanismen beigebracht wird, - von diesem Gebrauch ist ja die Kontrolle des „menschlichen Schiffs" abhängig – wie soll dann erreicht werden, dass die medizinische Ausbildung Kenntnisse über „das menschliche Schiff" umfasst, „das auf dem Meer des Lebens segelt"? Ganz gleich welche Ausbildung ein Navigator erhalten hat, um sein Schiff zu führen und zu kontrollieren, er wäre ohne einen zuverlässigen Kompass ziemlich hilflos, wenn er die Richtung bestimmen sollte. Wenn er zufällig den falschen Kurs gewählt hat und er dann herausfindet, dass sein Kompass versagt hat, würde er doch nicht weiterfahren wollen, bevor er nicht dafür gesorgt hat, dass sein Kompass repariert worden ist.

Offensichtlich bricht genau an dieser Stelle die Analogie zwischen der medizinischen Ausbildung und der Ausbildung zum Navigator in sich zusammen. Was nämlich der Kompass und andere Hilfsmittel für das Schiff des Navigators sind, ist die sinnliche Wahrnehmung für „das menschliche Schiff, das auf dem Meer des Lebens segelt". Die sinnliche Wahrnehmung ist das einzige uns zur Verfügung stehende Leitinstrument, das uns anzeigen kann, ob wir bei unseren täglichen Aktivitäten den Gebrauch unserer Mechanismen zu unserem besten Vorteil steuern. Der Arzt, der sehr bemüht ist, das „menschliche Schiff" durch die Klippen des Alltags zu steuern, erkennt nicht, dass die sinnliche Wahrnehmung oftmals fehlerhaft ist. So bleibt er seinem Kurs treu, das „menschliche Schiff" zu führen, ohne erst einmal dafür zu sorgen, dass der Kompass zuverlässig funktioniert. Niemals ist in der medizinischen Praxis bedacht worden, dass die sinnliche Wahrnehmung - der Kompass im Menschen - mit dem Fortschritt der Zivilisation immer unzuverlässiger geworden ist. In Relation zu diesem Fortschritt hat sich beim Gebrauch des menschlichen Organismus eine Fehlsteuerung eingestellt, die immer noch weiter zunimmt.

Die Menschheit hat sich niemals einem größeren Problem stellen müssen, als es die Fehlsteuerung des Gebrauchs seines Organismus ist. Wir haben ja bereits gesehen, dass die Natur der menschlichen Reaktionen auf einen Stimulus allgemein der Art und Weise des Gebrauchs seiner Mechanismen entspricht. Weil aber ein Gebrauch ohne eine zuverlässige sinnliche Steuerung dieses Gebrauchs nicht zufriedenstellend sein kann, müssen die Reaktionen auf einen Stimulus in dem Maße unbefriedigend sein, in dem die sinnliche Wahrnehmung unzuverlässig ist.

Ich glaube, dass in der heutigen Zeit die meisten Menschen mehr oder weniger auf Hilfe angewiesen sind, wenn sie ein höheres Niveau sinnlicher Wahrnehmung erlangen wollen, um wahrzunehmen, wie sie sich gebrauchen. Ein solches Niveau würde zu einer Reaktionskontrolle führen, die zufriedenstellender wäre als die bisherige. Dies gilt nicht nur für den Mediziner und Arzt, es gilt auch für alle anderen. Dies zeigt sich an ihren praktischen Erfahrungen. Wie unzuverlässig ihre sensorischen Mechanismen geworden sind, dafür sind sie selbst ein ständiger Beleg: Diese Unzuverlässigkeit hat zum Ergebnis, dass ihre Reaktionsformen auf Stimuli völlig unbefriedigend sind. Ihre Reaktionen sind allzu oft von falschen Beobachtungen und von einem generell niedrigen Aufmerksamkeitsniveau gekennzeichnet. Wenn es z. B. notwendig ist, verschiedene Ärzte zu konsultieren, ist die Spannbreite ihrer Meinungen allzu oft zu groß. Und auch bei Gerichtsverhandlungen sind die ärztlichen Gutachten treffende Beispiele für unterschiedliche Diagnosen von Menschen, die alle dieselbe „sorgfältig organisierte" Ausbildung durchlaufen haben. Zudem gibt es nicht wenige Mediziner, die beklagen, dass sie und ihre Berufskollegen trotz ihrer medizinischen Ausbildung nicht das nötige Rüstzeug besitzen, auf der in erster Linie eine erfolgreiche Diagnose beruht. [43)]

Das wird wohl niemand bestreiten wollen: Um genaue und effiziente Diagnosen stellen zu können, müssen nicht nur die Sinne und die Aufmerksamkeit der Mediziner in einem hohen Maße geschärft sein. Die Ärzte müssen auch die Fähigkeit besitzen, die Phänomene miteinander in Beziehung zu setzen, wenn sie zu tragfähigen Beurteilungen kommen und eine langfristige Perspektive entwickeln wollen, besonders dann, wenn Verhältnisse vorliegen, die ungewöhnlich sind. Um diese Qualitäten zu erwerben, muss der Arzt sich auf die sensorischen Mechanismen verlassen können, die damit befasst sind, den Gebrauch seines gesamten Organismus bei all seinen Aktivitäten des Tages zu steuern. Und es bedarf seiner Fähigkeit, seine instinktiven Reaktionen auf Stimuli zu kontrollieren, besonders auf Stimuli, die ihm nicht vertraut sind.

Ich bin fest davon überzeugt, dass durch den Einsatz einer Technik zum Aufbau einer bewussten Steuerung des Gebrauchs der Mechanismen all dem Genüge getan werden kann. Ich habe bei meinen praktischen Erfahrungen mit den Schülern sehen können, dass bei dem Lernprozess, bei dem sie eine bewusste anstelle einer instinktiven Steuerung erworben haben, auch ihr Funktionsniveau im gesamten Organismus und die Natur ihrer Reaktionen allgemein entsprechend verbessert worden sind.

Dies erklärt sich aus der Natur des Prozesses selbst. Der Schüler erhält ja über die Hände seines Lehrers die aktuellen sinnlichen Erfahrungen des neuen Gebrauchs, den der Schüler nun mehr und mehr bewusst steuert. Diese Tatsache gewährleistet, dass der Schüler allmählich eine Bewusstheit für seine sinnlichen Wahrnehmungen entwickelt und dass er mehr und mehr Vertrauen zu seinen Wahrnehmungen fasst. Und da ist noch ein zweiter Faktor: Bevor er nicht ganz bewusst sein instinktives Verlangen gehemmt hat, seinen ihm vertrauten gewohnten Gebrauch einzusetzen, ist der Schüler überhaupt nicht in der Lage, bei seinen Tagesaktivitäten den neuen Gebrauch in Verbindung mit diesen ihm nicht vertrauten sinnlichen Erfahrungen einzusetzen. Auf diese Weise gewinnt der Schüler allmählich eine verstandesmäßige Kontrolle über seine instinktiven Reaktionen auf Stimuli, insbesondere auf den Stimulus des Ungewohnten und Nicht-vertrauten.

Bei dieser Technik geht es zwar mehr um Erziehung als um medizinische Behandlung, trotzdem sollte die Technik in die medizinische Ausbildung integriert werden. (Eine ausführliche Begründung dafür habe ich oben versucht darzulegen.) Wenn dies geschehen würde, würde dem Medizinstudenten beigebracht, wie er den Gebrauch seiner eigenen Mechanismen bewusst steuern kann. Er würde dabei ein sinnliches Wahrnehmungsniveau erreichen, das zufriedenstellend wäre. Ein solch zufriedenstellendes Wahrnehmungsniveau würde ihm zu Gute kommen, wenn er bei anderen die Diagnosen zu ihren Defekten erstellt. Bei der Behandlung der Defekte würde er sich nicht länger damit zufrieden geben, auf eine rein spezifische Behandlung zu setzen, und er würde nicht nur die spezifischen Symptome behandeln. Aus der eigenen Erfahrung hätte er nämlich gelernt: In dem Prozess, eine bedachte Gebrauchssteuerung seiner Mechanismen wiederherzustellen und auch in der Aktivität zu erhalten, wird auch ein befriedigendes Funktionsniveau der Organe und Systeme wiederhergestellt und erhalten. Natürlich wird es weiterhin ratsam und auch notwendig sein, unter bestimmten Umständen und in Krisen ein spezifisches Problem direkt zu behandeln. Aber wenn der Arzt und Mediziner nach dem Prinzip der unteilbaren Einheit des menschlichen Organismus arbeitet und mit einer darauf basierenden Technik ausgerüstet ist, kann er beides sein: Sowohl ein „Generalist“ [44)], der seine Kenntnisse auf praktischer Ebene zum Wohle seines Patienten einsetzt, und ein Erzieher mit der Aufgabe, seinem Patienten beizubringen, einen befriedigenden Selbstgebrauch bei all seinen Aktivitäten zu steuern und aufrecht zu erhalten. Wenn der Arzt seine Behandlung und seinen Unterricht an dem Prinzip der Einheit ausrichtet, wird es kaum möglich sein, dass er nicht den Zusammenhang zwischen Gebrauch und Funktion erkennt. Das Eine bedingt nämlich das Andere.

Er würde deshalb sehen, dass jeder spezifische Defekt oder jedes spezifische Symptom, den (das) er in einem bestimmten Organ oder

Teil gefunden hat, zu einer Störung in der Zusammenarbeit der Mechanismen allgemein in Beziehung steht. Seine Behandlungsmethode für ein spezifisches Problem würde dann darin bestehen, bei seinem Patienten den falschen gewohnheitsmäßigen Gebrauch seiner Mechanismen zu korrigieren. Die Korrektur dieses falschen Gebrauchs ist das probate Mittel, um die falsche Funktionsweise im Zusammenhang mit den speziellen Symptomen oder Defekten zu korrigieren. Gleichzeitig würde der Arzt seinen Patienten beibringen, wie sie den neuen und verbesserten Gebrauch steuern und beibehalten können. Wenn dieser verbesserte Gebrauch bei all ihren Aktivitäten zum Einsatz kommt, ist dies das Mittel, das verhindert, dass die alten Defekte wieder auftreten oder weitere Defekte hinzukommen.

Um zu illustrieren, wie sich all das im Verlauf meiner Erfahrungen herausgeschält hat, werde ich nun drei Fallbeispiele anführen. Der erste der drei Fälle ist hier besonders treffend: Die meisten der Mediziner dürften Patienten gehabt haben, die in der Phase der Rekonvaleszenz wohl ähnliche Schwierigkeiten erfahren haben, wie die im Folgenden beschriebenen.

FALLBEISPIEL 1

Eine Dame hatte eine lange und schwere Krankheit zu durchstehen. Sie musste sich einer ganzen Reihe von Untersuchungen unterziehen. Und man hatte ihr aufgetragen, über Monate das Bett zu hüten. Es kam die Zeit, da ihr gesagt wurde, dass sie nun allmählich damit beginnen könne aufzustehen, um jedes Mal ein paar Schritte zu laufen. Wenn dann die Muskeln mit der Zeit stärker geworden seien, könne sie bald wieder richtig gehen. Sie hat diesen Rat befolgt und nach ein paar Monaten war sie tatsächlich in der Lage, mit Hilfe des Stockes ein wenig herumgehen, was ihr allerdings sehr schwer fiel und was sie zudem sehr schnell erschöpfte. Es entwickelten sich dann aber in ihren Knien und Fußgelenken akute Schmerzen, die sich beim Gehen noch verstärkten. Der Arzt ermutigte sie trotzdem, weiter zu versuchen, mehr zu gehen, „jeden Tag ein bisschen mehr". Dabei stellte sich aber heraus, dass sie das nicht tun konnte. Anstatt mit weniger Schwierigkeiten und weiter gehen zu können, trat das Gegenteil ein: Sie musste sich an dem folgenden Tag komplett ausruhen, wenn sie am vorherigen Tag überhaupt in der Lage gewesen ist zu gehen. So sehr hatte sich ihr Zustand inzwischen verschlechtert und er verschlimmerte sich immer noch weiter. Was ihr aber wirklich Sorgen bereitete, war etwas anderes: Es gab starke Anzeichen, dass ihre ursprüngliche Krankheit wieder zum Vorschein kam. Ein Freund, der meine Arbeit kannte, überredete sie, mich zu konsultieren.

Sie suchte mich schließlich auf und ich sah, dass die Art und Weise ihres gewohnten Selbstgebrauchs im höchsten Maße schädlich war. Bei allem, was sie tat, benutzte sie sich in einer Weise, die zu schädlichen Überbelastungen führte. Die Ergebnisse ihrer Arbeit mit mir haben dies nur bestätigt. Tatsächlich verschwanden diese Überbelastungen allmählich, je mehr es mir gelang, eine Verbesserung ihrer Gebrauchsweise zu bewirken und ihr beizubringen, wie sie diese Art und Weise des Gebrauchs bewusst steuern und auch bewusst beibehalten konnte. Sie hatte zunächst nur sechs Unterrichtstunden bei mir nehmen können, weil sie eine Schiffsreise geplant hatte. Schon kurz nach ihrer Abreise schrieb sie mir, dass sie ihr Bestes gebe, um meine Arbeit an Bord fortzuführen. Sie sei jetzt schon in der Lage, das gesamte Deck mit nur gelegentlichen Ruhepausen entlangzulaufen. Zum Ende des Sommers konnte sie ohne große Mühe die Treppen rauf und runter gehen und sie habe es geschafft, fünf Kilometer am Stück zu gehen. Zum Herbst kam sie in die Stadt zurück und nahm die Arbeit mit mir wieder auf. Mit weiterer Verbesserung ihres Gebrauchs verschwanden auch ihre Schmerzen allmählich vollends. Zum Winterende des gleichen Jahres hatte sie ihr normales Leben wieder und sie konnte wieder bequem und mit Leichtigkeit gehen. Auch ihre ursprünglichen Symptome sind in den letzten vier Jahren nicht wieder aufgetaucht, obwohl es jetzt zu ihren Aktivitäten gehörte, sich um die Blumen und Pflanzen in ihrem Garten zu kümmern.

FALLBEISPIEL 2

Dieser Schüler hatte starke Schmerzen im Lendenwirbelbereich, die sich besonders beim Gehen bemerkbar machten. Zudem waren Puls und Blutdruck nicht normal. Über Monate war er von einem bekannten Spezialisten in Boston behandelt worden. Er sollte bestimmte therapeutische Übungen machen und zur Stabilisierung eine Bauchbandage tragen. Diese Behandlung schlug aber nicht an, und so wurde ihm zu einer Operation geraten. Das wollte er aber auf keinen Fall. Stattdessen konsultierte er in London einen anderen Spezialisten. Dieser untersuchte ihn und schickte ihn dann zu mir, weil er glaubte, dass die Veränderungen, die ich im Allgemeinzustand des Patienten bewirken könnte, die Überbelastungen abbauen und die muskulären Versteifungen auflösen könnten, die seiner Meinung nach die Ursache für die Schmerzen waren.

Als dieser Patient mich das erste Mal aufsuchte, bat ich ihn, einige der therapeutischen Übungen vorzumachen, und ich beobachte ihn dabei. Es war ganz offensichtlich, dass sich seine vorhandene falsche Gebrauchsweise durch die Ausführung dieser Übungen nur noch verstärken konnte. Für die einfachsten Tätigkeiten baute er ein Übermaß an Spannung auf und beim Gehen nahm diese Spannung noch einmal erheblich zu. Deshalb war es für mich auch nicht eine so große Überraschung, dass Gehen, auch über kurze Distanzen, ihm immense Schmerzen bereitet hat.

Ich kam zu dem Schluss, dass ich diesem Menschen mit meiner Arbeit helfen konnte. Mein weiteres Vorgehen sah dann so aus: Ich zeigte ihm zunächst auf, wie er die falsche Weise seines Selbstgebrauchs unterbinden konnte, die er mit diesen Übungen nur noch verstärkt hatte. Gleichzeitig stellte ich ihm die Steuerungsbefehle für die neue Gebrauchsweise vor, die, wenn ich sie für ihn einrichten würde, die Überbelastung und den Druck in den Gelenkverbindungen der unteren Wirbelsäulengelenke reduzieren würde. Die Überbelastung und der Druck in diesen Gelenkverbindungen waren nämlich für seine Schmerzen dort verantwortlich. Und die Art und Weise, wie er die therapeutischen Übungen ausgeführte, hatte die Überbelastung und den Druck nur noch verstärkt.

Schon wenige Tage Unterricht genügten und der Schüler verspürte Erleichterung. Bald schon entschloss er sich, auf die Stützbandage zu verzichten, die ihm verschrieben worden war. Nach zwei Wochen konnte er bereits schmerzfrei kurze Spaziergänge unternehmen. Nach Beendigung eines achtwöchigen Unterrichtskurses stimmte sein Arzt mit mir darin überein, dass der Patient nun in einem so fitten Zustand war, um nach Amerika zurückzukehren. Weitere zehn Wochen später kam er zurück nach England und rief mich an, um mich aufzusuchen. Er erzählte mir, dass er in der Zwischenzeit alles getan hätte, um das weiterzuführen, was ich ihm beigebracht hätte. Er sei die ganze Zeit frei von Schmerzen gewesen und hätte auch die Stützbandage nicht mehr benötigt. Nach der letzten Untersuchung hätte ihm sein Arzt bestätigt, dass auch sein Puls und sein Blutdruck jetzt wieder normal seien.

FALLBEISPIEL 3

Eine junge Frau wollte sich an einer Pädagogischen Hochschule einschreiben, um Lehrerin zu werden. Nach der dafür vorgesehen medizinischen Untersuchung wurde ihr aber mitgeteilt, dass ihr Gesundheitszustand nicht so sei, dass sie den Belastungen, die mit einer Lehrerausbildung verbunden seien, standhalten könnte. Der Arzt, der sie sie untersucht hatte, hatte ihr gesagt, dass er nichts diagnostizieren könne, was definitiv falsch sei und was eine medizinische Behandlung rechtfertigen würde. Was sie jedoch brauchte, seien ein Leben im Freien und eine Freistellung von allen Aufgaben, die es von ihr verlangten, sich in irgendeiner Form anzustrengen. Der Direktor dieses Instituts, der meine Arbeit kannte, riet ihr, mich aufzusuchen. Tatsächlich konnte die Art und Weise ihres Selbstgebrauchs durchaus ihren Mangel an Durchhaltevermögen erklären, auf die in der medizinischen Diagnose hingewiesen worden war. Der obere Teil ihres Brustkorbs war übermäßig niedergedrückt und Kapazität und Mobilität ihres Thorax waren auf ein Minimum reduziert, was ernsthafte Auswirkungen auf ihren Kreislauf hatte. Sie erzählte mir auch, dass sie unter Frostbeulen an Händen und Füßen litt und schon die geringste Anstrengung sie sofort ermüdete.

Ich sagte ihr, ich könne es ihr ermöglichen, die Lehrerausbildung aufzunehmen, vorausgesetzt sie käme gleichzeitig zu mir, um in meiner Technik unterrichtet zu werden. Und weil dem Direktor des Lehrerseminars die Gründe plausibel erschienen, akzeptierte er dieses Arrangement. Also nahm sie ihr Studium auf und besuchte gleichzeitig einen Kurs bei mir. Mit der Verbesserung ihrer Gebrauchsweise ergab sich allmählich auch ein verbessertes allgemeines Funktionsniveau, so dass sie bald den Anforderungen genügen konnte, die die Lehrerausbildung an sie stellte. Und jetzt nach Beendigung ihres Studiums ist sie auch in der Lage, ihre Lehrtätigkeit wirklich aufzunehmen.

Man hat mich des Öfteren gefragt, ob die Technik, für die ich eintrete, nicht nur bei sogenannten körperlichen Defekten anwendbar ist, sondern auch um „mentale" oder „nervliche" Probleme zu beseitigen oder zu verändern, inklusive aller Arten von schlechten Angewohnheiten. [45)] Daraus spricht die Besorgnis, dass man nicht eher das Beste aus sich herausholen könne, bis die jeweilige schlechte Angewohnheit unter Kontrolle gebracht worden ist. Ich will die Frage einmal so beantworten: Die betroffenen Personen sind ja tatsächlich nicht in der Lage, eine Veränderung an sich selbst vorzunehmen, die sie für wünschenswert erachten. Diese Tatsache zeigt doch, dass ihre Reaktion auf den Stimulus, dieses Ziel zu erreichen, nicht zufriedenstellend ist. Damit befinden sie sich in der gleichen Situation wie der Golfspieler, der seine Augen nicht auf den Ball gerichtet halten kann, oder der Stotterer, der nicht so sprechen kann, wie er es sich wünscht.

Eines gilt es erst einmal festzuhalten: Natürlich kann niemand eine allgemeine Definition von einer zufriedenstellenden Reaktion geben, die den besonderen Begleitumständen des jeweiligen Falles gerecht wird. Darüber dürfte aber Einigkeit herrschen: In Fällen, in denen jemand bei sich eine Verbesserung oder Veränderung herbeiführen will, die er für gut und sinnvoll erachtet, oder in Fällen, in denen er Defekte beseitigen oder schlechte Gewohnheiten abstellen will, kann eine Reaktion dann als zufriedenstellend angesehen werden, wenn es ihm gelingt, das zu tun, was er nach reiflicher Überlegung als das Richtige zu tun ansieht.

Dies sollte uns auch eines ganz klar machen: Wir haben es hier nicht mit festen Beurteilungsstandards zu dem zu tun, was in einem speziellen Fall richtig und falsch ist. Die Grundlagen für eine Beurteilung sind vielmehr relativ und mehr oder weniger individuell. Was ein Mensch glaubt und wie er handelt, ist nämlich weitgehend das Ergebnis seiner Erziehung und seiner Lebensumstände und sollte deshalb nicht durch festgelegte Standards von richtig und falsch beurteilt werden. Handlungen, die zu einer bestimmten Zeit in der einen Gesellschaft als richtig angesehen werden, werden ggf. zu anderen Zeitperioden und von anderen Menschengruppen verdammt. Dabei spielen auch die Lebensumstände und die Verhältnisse eine nicht zu unterschätzende Rolle. So muss jeder Fall zuerst einmal nach seinen Vorzügen beurteilt werden.

Dort, wo der Gebrauch des Selbst betroffen ist, gibt es allerdings einen Standard, den man generell akzeptieren kann. Es kann nämlich durch Demonstration belegt werden, dass sich in Verbindung mit einem zufriedenstellenden Funktionsniveau und mit Gesundheit und Wohlergehen immer auch eine bestimmte Gebrauchsweise findet. So ist es durchaus gerechtfertigt, unter allen Lebensumständen eine Gebrauchsweise als „richtig" einzustufen, die mit solch wünschenswerten Verhältnissen einhergeht, wie es Gesundheit und Wohlergehen und ein befriedigendes Funktionsniveau sind. Dies ist jedoch kein festgelegter Standard von „richtig" in dem allgemein akzeptierten Wortsinn. Diese Gebrauchsweise, deren Grundlage eine übergeordnete Kontrolle – die Primärkontrolle - der Mechanismen des Organismus ist, kann nämlich so angewendet und angepasst werden, dass sie allen Lebensumständen gerecht wird. Diesen Standard von „richtig" könnte man also als relativ zu den jeweiligen Lebensumständen bezeichnen.

Zudem geben einem Menschen die Erfahrungen, die er macht, wenn er ein Wissen von einem „richtigen" und „natürlichen" [46] Selbstgebrauch erlangt, ein Beurteilungskriterium an die Hand, nach dem er sich richten kann. Und er erlangt auch ein Verständnis darüber, dass Wertvorstellungen relativ sind. In dem Lernprozess wird er nämlich beständig mit Situationen konfrontiert, in denen er nach Erhalt eines Stimulus entscheiden muss, welche Gebrauchsweise am besten geeignet ist, um auf den Stimulus zu reagieren. Und er muss entscheiden, welche der Steuerungsbefehle für diese Gebrauchsweise die übergeordneten (primären) und welche die nachgeordneten sind.

Der Grundsatz einer Wertevorstellung, in der die Werte nur relativ sind, wird ihm so in Fleisch und Blut übergehen und sie wird ihm zugutekommen, wenn er auf die Stimuli eines Lebens in der Moderne reagieren muss. Bedingungen und Verhältnisse in unserem modernen Leben sind nämlich beständiger Veränderung unterworfen. Man kann ihnen deshalb nicht mit einem externen Standard oder einem festgelegten Verhaltenskodex, zu dem, was richtig oder falsch ist, angemessen begegnen. Wir müssen eines ganz klar sehen: Das Selbst ist das Instrument für all unsere Aktivitäten. Daraus folgt, dass ein valides Kriterium in Bezug auf den Gebrauch dieses Selbst auch ein valides Kriterium in Bezug auf all unsere Aktivitäten ist, sowohl auf die sogenannten „mentalen" als auch auf die sogenannten „körperlichen" Aktivitäten.

Weil den Menschen jedoch ein valides Kriterium davon fehlt, was einen richtigen Gebrauch ausmacht, richtig im Sinne von „richtig für den jeweiligen Zweck", sind sie nicht in der Lage, ihre Entschlüsse so umzusetzen, dass sie bestimmte Veränderungen zum Besseren bei sich selbst und in ihrem Verhalten und in ihrer Haltung anderen gegenüber vornehmen könnten. Wie der Golfspieler und der Stotterer auch wollen sie zwar Veränderungen herbeiführen, aber sie können zu diesem Zweck nur den Selbstgebrauch ins Spiel bringen, den sie als einzigen kennen. Dieser Selbstgebrauch mit seinen damit verknüpften Gewohnheiten – in diesem Buch wird dieser Selbstgebrauch durchgängig als ein „gewohnheitsmäßiger" beschrieben – weist darauf hin, dass ihr gewohnheitsmäßiger Gebrauch fehlgeleitet und für den Zweck ungeeignet ist. Dies wird auch durch die folgende Tatsache belegt: Wenn die Menschen sich auf diese gewohnheitsmäßige Weise gebrauchen, gelingt es ihnen auch nicht, das zu tun, was sie als richtig erkannt haben. Solange ihnen für ihre Verfahrensweise kein anderes Kriterium als das ihnen wohl vertraute *Gefühl* zu ihrem gewohnheitsmäßigen falschen Gebrauch zur Verfügung steht, wird der Gebrauch, den sie verwenden, für den jeweiligen Zweck falsch sein. Ihre Reaktion auf den Stimulus, die gewünschte Veränderung herbeizuführen, wird eine instinktive Reaktion sein und sie wird deshalb über die falschen Kanäle geleitet werden.

Um dieser Schwierigkeit zu begegnen, würde ich für diesen Fall die Technik zur Anwendung bringen, für die ich eintrete. Mit ihr wird eine bewusste Steuerung des Gebrauchs aufgebaut. Dazu ist es unbedingt erforderlich, dass die instinktive Reaktion gehemmt und durch rationale Prozesse ersetzt wird. Zudem habe ich herausgefunden, dass meine Schüler *bei dem Prozess,* eine bewusste Steuerung ihres Gebrauchs zu erlangen, allmählich ein höheres Niveau sinnlicher Bewusstheit oder sinnlicher Wahrnehmung von dem entwickeln, was sie tun, wenn sie Gebrauch von sich selbst machen.

Mit einer solchen Bewusstheit für die sinnlichen Wahrnehmungen kommen die Schüler in den Besitz eines Kriteriums, das *in ihnen selbst* anzeigt, ob der Gebrauch, den sie verwenden, richtig oder falsch für den gegebenen Zweck ist und das sie in die Lage versetzt, dies bei Ausführung der verschiedenen Aktivitäten auch zu beurteilen. Dieses Kriterium wird so zu einem Instrument für eine selbstkritische Beurteilung an den Stellen, an denen die Eindrücke über das Gefühl vermittelt werden. Zudem wird so der Erfahrungshorizont erweitert.

Eines möchte ich an dieser Stelle aber betonen: Hemmung oder Innehalten hat bei diesem Prozess eine überragende Bedeutung! Weil die Gewohnheit des Zielstrebens praktisch zu einem universellen Verhalten geworden ist, können die von mir hier aufgezeigten Schwierigkeiten nur dann dauerhaft überwunden werden, wenn die Hemmung der instinktiven Reaktion mit dem Prozess verbunden wird, die richtigen „Mittel-und-Wege“ auszuloten und ein höheres Niveau der Steuerung über die Sinne zu erlangen. Der aufmerksame Leser wird sich an meinen Fall erinnern: Mir war es ja nicht gelungen, die Hemmung aufrechtzuerhalten. Dieses Versagen war das entscheidende Hindernis, wenn ich meine neu entwickelten „Mittel-und-Wege“ beim Rezitieren einsetzen wollte, obwohl ich den Punkt erreicht hatte, an dem ich beim ganz normalen Sprechen über sie verfügen konnte, und obwohl ich aus Erfahrung wusste, dass sie für meinen Zweck genau „richtig“ waren.

Und auch dieses habe ich bereits aufgezeigt: Immer wieder hatte ich den Golfspieler und den Stotterer, deren Beispiele ich zur Illustration verwendet habe, gewarnt, dass die Gewohnheit des Zielstrebens die größte Schwierigkeit darstellt, wenn sie Veränderungen, die sie für wünschenswert erachteten, bei sich vornehmen wollten. Gegen diese Gewohnheit müssten sie sich unbedingt behaupten. Trotzdem waren sie in dem entscheidenden Moment, da sie ihre spezielle Zielhandlung ausführen wollten, nicht in der Lage, sich dem Stimulus zu widersetzen, unmittelbar an ihr Ziel zu gelangen. Dies konnte nur eines bedeuten: Noch während sie die Steuerungsbefehle für den neuen Gebrauch ausgesandt hatten, hatten sie aufgehört, ihre gewohnheitsmäßige Reaktion zu hemmen. Die Folge war, dass sie auf ihren gewohnheitsmäßigen falschen Gebrauch zurückgegriffen haben, der sich ja auch „richtig angefühlt hat“.

In beiden Fällen hat die Gewohnheit des Zielstrebens sie dazu veranlasst, das Falsche zu tun: Der Golfspieler beim Gebrauch seiner Augen und der Stotterer beim Gebrauch seiner Zunge. Obwohl es ihr innigster Wunsch war, bestimmte Veränderungen zum Besseren hin zu bewirken, und obwohl sie gelernt hatten, wie sie den Gebrauch ihrer Mechanismen generell so steuern konnten, dass diese speziellen Veränderungen im Bereich des Möglichen lagen, haben sie das Falsche getan.

Das ist der Grund, warum all jene, die etwas bei sich selbst verändern wollen, lernen müssen, sich eines zum Lebensprinzip zu machen: Die unmittelbare Reaktion auf jeglichen Stimulus, ein gewünschtes Ziel zu erreichen, ist unbedingt zu hemmen. Erst die Hemmung der unmittelbaren Reaktion gibt ihnen die Gelegenheit, es abzulehnen, zur Erreichung ihres Zieles in die ihnen wohl vertraute sinnliche Erfahrungswelt mit ihrem alten gewohnheitsmäßigen Gebrauch zurückzufallen. Und auch während sie die neue Steuerung für ihren neuen Gebrauch zum Einsatz bringen, *dürfen sie nicht aufhören, diesen vorherigen Gebrauch zu hemmen,* der ihnen zu einer Gewohnheit geworden ist. Wenn sie sich an dieses Prinzip halten, wird sich erweisen, dass sich die bewusste Steuerung ihres Gebrauchs allmählich mit einem verlässlichen Kriterium zu einer genaueren Registrierung ihrer Sinneseindrücke verbindet.

Diesbezüglich gehen all meine Erfahrungen in die eine Richtung: In all den Fällen, da eine unzuverlässige sinnliche Wahrnehmung zu einer allgemeinen Fehlsteuerung beim Gebrauch der Mechanismen und zu wenig zufriedenstellenden Funktionsbedingungen geführt hat, kann jeder beliebige Stimulus einen Wahrnehmungsprozess in Gang setzen, der eine Reaktion als wirklich registriert, die weit von der tatsächlich erfolgten Reaktion entfernt ist.

Und auch dieser Tatbestand kann leicht demonstriert werden: Angesichts einer wenig zufriedenstellenden Anpassung des Menschen an die Anforderungen der modernen Zivilisation, die nicht zu bestreiten ist, ist die zunehmende Unzuverlässigkeit der Wahrnehmungsprozesse das Symptom, das meiner Meinung nach am schwersten wiegt. In seiner Vorlesung „Wissenschaft und Religion“ [47)] hat Sir Arthur Eddington die folgende Warnung ausgesprochen:

„Ich habe immer einen starken Akzent auf *Erfahrung* gesetzt. Darin folge ich dem Diktat der modernen Physik. Ich will damit aber nicht gesagt haben, dass jede Erfahrung für das genommen werden kann, was sie auf den ersten Blick zu sein scheint. Es gibt nämlich so etwas wie Illusion und wir müssen versuchen, uns nicht von ihr täuschen zu lassen. Bei jedem Versuch die Bedeutung religiöser Erfahrungen tiefer zu ergründen, sehen wir uns mit einem schwerwiegenden Problem konfrontiert: Wie können wir Illusionen und Selbsttäuschungen aufdecken und ausschalten? Ich sehe, dass das Problem existiert, aber ich muss mich zunächst einmal für meinen Lösungsvorschlag entschuldigen. (..............) Auf der Suche nach der Wahrheit sind unser Verstand und unser Denken starke Verbündete. Nur beruht das Denken auf Prämissen. Zwangsläufig greifen wir in Diskussionen beständig auf die Überzeugungen zurück, die uns naheliegen. Sogar an der Basis der Naturwissenschaften gibt es solche Grundüberzeugungen. Tatsächlich verbleiben wir solange in Hilflosigkeit, bis wir erkannt haben, dass wir auch in uns selbst die Kraft zur Selbstkritik haben, die die Gültigkeit unserer eigenen Überzeugungen überprüft. (Diese Kraft zur Selbstkritik ist vielleicht die stärkste Überzeugung überhaupt.) Allerdings ist diese Kraft nicht unfehlbar. Genauer gesagt ist sie in Verbindung mit der menschlichen Schwäche nicht unfehlbar."

Sir Arthur Eddington hat davon gesprochen, dass „wir versuchen müssten, nicht getäuscht zu werden". Im Lichte meiner Erfahrungen, die ich in diesem Buch dargelegt habe, wage ich die Behauptung, dass es nicht reicht, dies bloß zu „versuchen", wenn wir das angesprochene Problem lösen wollen. Jedes „Versuchen" hat nämlich seinen Anfang in der persönlichen Überzeugung, dass wir auf irgendeine Weise schon in der Lage sein werden, das zu tun, was wir versuchen wollen zu tun. Diese Überzeugung, wie Überzeugungen zu anderen Punkten auch, ist allein aufgrund von Eindrücken zustande gekommen, die über Sinnesprozesse vermittelt wurden. Wir müssen eines nämlich klar sehen: Die Gültigkeit dieser Überzeugung ist abhängig von der Natur der Funktionsweise unseres sensorischen Instrumentariums. Wenn diese Instrumente zufriedenstellend funktionieren, werden die registrierten Sinneseindrücke, die wir auf den Stimulus „versuchen" erhalten, mit einer hohen Wahrscheinlichkeit wahr sein: Die Reaktion auf den Stimulus „versuchen" ist folglich wahrscheinlich die Reaktion, die tatsächlich erfolgt ist. Wenn unser sensorisches Instrumentarium aber nicht zufriedenstellend funktioniert, wird die Registrierung als Reaktion auf den Stimulus „versuchen" von dem, was gerade geschieht, demgegenüber eher eine Täuschung sein. Folglich wird die Reaktion, die wir registrieren, eher weiter von der Reaktion entfernt sein, die tatsächlich erfolgt ist, als dass sie ihr nahekommt.

Der Leser wird sich an meinen eigenen Fall, wie auch an die Fallbeispiele des Golfspielers und des Stotterers erinnern: Ich selbst war ja der festen Überzeugung, dass ich durch bloßes Versuchen mit der Zeit schon in der Lage sein würde, das Richtige zu tun, wenn ich nur erst einmal wüsste, was das Richtige war. Und ich hatte auch lange Zeit mit dieser Überzeugung versucht, das zu tun, was ich für das Richtige hielt. Erst nach langen und beständigen Erfahrungen von Misserfolg kam ich zu der Einsicht, dass ich überhaupt nicht das getan hatte, was ich tun wollte, wenn ich nur versuchte, es zu tun. So wurde es für mich zu einer Gewissheit, dass meine sensorischen Mechanismen Eindrücke registrierten, die nicht die richtigen Eindrücke von dem waren, was tatsächlich gerade geschah.

Ich kam schließlich zu der Einsicht, dass die Überzeugung, die die Grundlage für mein „Versuchen" war, auf Eindrücken beruhte, die mich über sinnliche Prozesse erreichten, denen ich kaum nicht über den Weg trauen durfte. Tatsächlich beruhte diese Überzeugung auf Einbildung. Eine derartige Überzeugung als Prämisse für den Gedanken zu machen, dass mit einem „Versuchen" schon mit der Zeit das gewünschte Ergebnis zu erzielen sei, so wie ich es getan habe, war nur der Wegbereiter für weitere Selbsttäuschungen.

Ich betone nicht von ungefähr diese von mir gemachten Erfahrungen. Das sensorische Rüstzeug der Menschheit verliert nämlich allmählich mehr und mehr seine Zuverlässigkeit [48)], was inzwischen auch allgemein als eine Tatsache akzeptiert wird. Eines aber erscheint mir äußerst merkwürdig: Obwohl der Mensch im Laufe seiner Zivilisationsentwicklung es als notwendig erachtet hat, das Potenzial von dem zu kultivieren, was er „Geist", „Seele" und „Körper" genannt hat, ist er nicht so weitsichtig gewesen, die Notwendigkeit für die Erhaltung eines zufriedenstellenden Funktionszustands der sensorischen Prozesse zu erkennen. In diesen sensorischen Prozessen manifestiert sich nämlich erst das Potenzial von „Geist", „Seele" und „Körper". Diese fehlende Weitsicht bringt es mit sich, dass die sensorischen Prozesse nicht länger zufriedenstellend funktionieren. Und dies hat zur Folge, dass der Gebrauch seiner Mechanismen beständig fehlgeleitet wird, wenn der Mensch sich darum bemüht, etwas zu „tun". Wenn er dann „versuchen" will, die Resultate der Fehlsteuerung wieder in Ordnung zu bringen, steht ihm zur selbstkritischen Beurteilung und als Anleitung für seine Versuche nur dieses eine Kriterium zur Verfügung, das ihn ursprünglich schon in die Irre geleitet hat: Die sensorischen Prozesse, die aber nicht mehr zuverlässig funktionieren.

Wir müssen deshalb eines sehen: Wenn wir uns bemühen, uns selbst und anderen zu helfen, ist es gefährlich, weiterhin auf Urteile, Glaubensgrundsätze und Überzeugungen zu setzen, die sich aus sensorischen Erfahrungen speisen. Wir können dieser Gefahr allerdings entgehen, indem wir dafür Sorge tragen, dass die Mechanismen, durch die diese sensorischen Erfahrungen übermittelt werden, wieder zufriedenstellend funktionieren.

Ich wage die Behauptung, dass die in diesem Buch beschriebenen Erfahrungen ein helles Licht auf die Art und Weise werfen, wie die Funktionsweise der sensorischen Mechanismen verbessert werden kann. Sie können auf diese Weise tatsächlich so verbessert werden, dass sie zu einem sehr viel genaueren Kriterium werden. All jene, die die Erfahrung gemacht haben, die von mir beschriebene Technik zum

Aufbau einer bewussten Steuerung ihres Gebrauchs in der Praxis einzusetzen, werden eines herausgefunden haben: Der damit verbundene Prozess bietet ihnen die Gelegenheit, unablässig zu überprüfen, ob ihre sensorischen Beobachtungen von dem, was gerade geschieht, auch den Tatsachen entsprechen, ob diese also auch valide sind. Die ganze Zeit über sind sie dabei nämlich gehalten, *bewusst* die Steuerungsbefehle für einen neuen und verbesserten Gebrauch auszusenden. Und sie sollen so vorgehen, dass sie mit wachen Sinnen überprüfen, ob sie in ihre alte instinktive Fehlsteuerung ihres Gebrauchs zurückgefallen sind oder nicht. Zusammen mit der Unzuverlässigkeit ihrer sinnlichen Wahrnehmungen hatte nämlich diese alte instinktive Fehlsteuerung ursprünglich sie zuvor zu dem verführt, was sie sich selbst angetan haben.

Außerdem werden all jene, die das diesem Verfahren zugrunde liegende Prinzip für all ihre Aktivitäten als leitendes Prinzip generell übernehmen, eines herausfinden: Sie werden so in die Lage versetzt, ihr „Denken in der Aktivität" mit einer neuen sensorischen Beobachtungsqualität ihres Selbstgebrauchs zu verbinden. Sie nehmen also nicht nur wahr, dass ihre Reaktion tatsächlich nicht so ist, wie es ihr Gefühl ihnen weismachen will und wie sie es sich wünschen. Und weil sie gleichzeitig sehr genaue Kenntnisse über die Mittel für eine bessere Reaktion besitzen, sind sie zudem auch in der Lage, die alte instinktive Reaktion in Schach zu halten, die das entscheidende Hindernis war, wenn sie das tun wollten, was sie sich wünschten.

Ich konnte aufzeigen, dass die hier vorgestellte Technik all dies bei dem Einzelnen in die Wege leiten kann. Wenn nun diese Technik zur Basis eines Erziehungscurriculums gemacht würde, würde einer wachsenden Population ein zuverlässigeres Kriterium an die Hand gegeben, als dies bisher unter den vorherrschenden Bedingungen einer sensorischen Fehlsteuerung des Gebrauchs möglich gewesen ist. Und würde dies nicht auch dazu führen, dass jene instinktiven Reaktionen, die sich als rassistische oder andere Vorurteile, als Herdeninstinkt, als unangemessene Selbstgerechtigkeit, als Rivalität usw. darstellen, mit der

Zeit durch überlegte und vernünftige Reaktionen ersetzt werden? Haben uns diese instinktiven Reaktionen nicht so weit gebracht, dass unsere Anstrengungen zunichte gemacht werden, den guten Willen aller Menschen zu erkennen und Frieden auf Erden zu schaffen?

ENDE

ANHANG

Im Vorwort zu diesem Buch hatte ich ja versprochen, auf die Arbeit näher einzugehen, die in meiner kleinen Schule geleistet wird, und den Offenen Brief an angehende Studenten an einem Trainingskurs für Lehrer meiner Technik abzudrucken. Dieses Versprechen will ich jetzt gerne einlösen.

Der aufmerksame Leser wird bis hierhin eines sicherlich erkannt haben: Wenn es darum geht, Erfahrungen im Gebrauch von uns selbst bei der Ausführung sowohl gewohnter als auch ungewohnter Handlungen in einer neuen und ungewohnten Weise zu sammeln, ist Zeit der Faktor, der aus „Wein oder Whisky, gelagert in Holzfässern, einen edlen Tropfen macht."

Die Erfahrung hat mich gelehrt, dass Kinder nicht unbedingt eine faire Chance bekommen hatten, die jeweils nur für die normale halbstündige Lektion zum Unterricht gekommen sind und ansonsten eine andere Schule besucht haben oder den Rest des Tages bei ihren täglichen Aktivitäten ohne Beobachtung unter dem Gesichtspunkt der Arbeit mit meiner Technik standen. So entstand in mir die Idee, dass vielleicht bessere Ergebnisse zu erzielen wären, wenn diese Kinder auch während ihrer schulischen Aktivitäten von Lehrern meiner Technik begleitet würden, die sie bei diesen Aktivitäten beobachten und ihnen dabei Hilfestellung geben konnten.

Der Beginn der kleinen Schule in 16 Ashley Place war recht simpel. Das war so: 1924 war ein kleiner Junge, der in Indien zur Schule [A] gegangen war, nach Hause geschickt worden. Er war zwar hoch intelligent, aber auch ein überaus „nervöses" und „reizbares" Kind. Den Eltern war schnell klar geworden, dass sich der Junge unter den Bedingungen eines normalen Schulsystems nicht zurechtfinden würde. Aus diesem Grunde hatten sie sich entschlossen, ihr Kind von mir in meiner Technik unterweisen zu lassen.

Sein ungewöhnlich schlechter Selbstgebrauch war mir gleich zu Anfang aufgefallen. Deshalb kamen die Eltern und ich überein, dass der Junge zusätzlich zu seinen privaten Stunden ganztägig und täglich unterrichtet werden sollte. Nur so könnte ihm dabei geholfen werden, den neu erlernten Selbstgebrauch auch beim Lesen, Schreiben und im übrigen Unterricht zu verwenden. Auch Eltern von anderen Kindern hatten zu der Zeit Unterricht bei mir und sie fragten nach, ob ich ihren Kindern nicht auch Hilfestellung geben könnte. Und dies war die Geburtsstunde unserer kleinen Schule.

Von da ab sind Kinder und junge Menschen aller Altersgruppen, die zunächst nur Privatstunden erhalten hatten, zu der Klasse gestoßen und stoßen weiterhin dazu. Sie sollen Erfahrungen darin sammeln, die Prinzipien und Verfahrensweisen, die mit der Technik verbunden sind, auch bei anderen Aktivitäten zu verwenden. Der Zeitraum, in dem diese Schüler der Klasse angehören, erstreckt sich von einigen Wochen bis zu mehreren Semestern. Die Natur der schulischen Arbeit, die von den Mitgliedern der Klasse geleistet wird, muss zwangsläufig je nach ihrem Alter und ihren Besonderheiten unterschiedlich sein. Aber ein Prinzip, das der Technik seinen Stempel aufdrückt, wird immer beachtet: Das Ziel, für das die Schüler arbeiten, ist im Vergleich zu der Art und Weise, wie sie ihren Selbstgebrauch steuern, von einer nebensächlichen Bedeutung.

Ich kann mich wirklich glücklich schätzen, dass mir bei der Weiterentwicklung der Arbeit mein Bruder Albert Redden Alexander, Ethel Webb, Irene Tasker, M. A., und jetzt auch E. A. Goldie kooperativ zur Seite stehen. Bevor Frau Irene Tasker Lehrer für meine Technik geworden ist, hatte sie vorher schon als Privatdozentin und auch im Schuldienst breitgefächerte Unterrichtserfahrung gesammelt. Zusammen mit ihrer Assistentin Frau Goldie managed und leitet sie nun seit Januar 1929 die Arbeit in der Schule. Die Kinder haben seither den Vorteil, dass sie die Hilfe des gesamten Personals auch in ihren freien Stunden in Anspruch nehmen können.

Seit fünf Monaten läuft jetzt auch ein Ausbildungskurs für zukünftige Lehrer meiner Technik. In der ersten Phase der Ausbildung war es das Ziel, die Arbeit an den Studenten, die gewöhnlich im Einzelunterricht geleistet wird, und die Arbeit in der Gruppe zu koordinieren. Den Studenten sollen durch die Arbeit in der Gruppe die Erfahrungen vermittelt werden, die unbedingt erforderlich sind, um sie zu Lehrern zu machen. Dazu arbeiten die Studenten täglich einige Stunden lang unter der Supervision eines Lehrers aus meinem Lehrpersonal. Den Rest des Tages verbringen sie damit, die weitere Arbeit in der Klasse zu verfolgen und sich gegenseitig zu helfen. Und immer wird dabei darauf geachtet, die Prinzipien, die der Technik zugrunde liegen, strikt einzuhalten. Das bisher Erreichte nährt die Hoffnung, dass diese Studenten zum Ende des 18-monatigen Ausbildungskurses in der Lage sein werden, in unserer kleinen Schule mitzuhelfen und mit den Kindern unter Supervision zu arbeiten. So würde es möglich, den Kindern noch mehr individuelle Aufmerksamkeit zu schenken, so dass sie noch größere Fortschritte in der zur Verfügung stehenden Zeit machen können.

OFFENER BRIEF AN ANGEHENDE STUDENTEN DES AUSBILDUNGSKURSES

In dem folgenden Brief sind Pläne zur Entwicklung einer größeren Schule in naher Zukunft und weitere Details zu dem Ausbildungskurs enthalten.

16 Ashley Place, London, S. W. 1

In der Vergangenheit habe ich viele Jahre lang viel Zeit darauf verwendet, die geeigneten Mittel und Wege zur Vermittlung der Technik auszuarbeiten, die ich in meinen Büchern MAN'S SUPREME INHERITANCE und CONSTRUCTIVE CONSCIOUS CONTROL OF THE INDIVIDUAL [A)] aufgezeigt habe. Bei meiner Arbeit für dieses Ziel habe ich Unterstützung sowohl aus der Ärzteschaft als auch aus anderen Berufsgruppen erfahren. Diese Personen, deren Unterstützung mich zusätzlich stark motiviert hat, hatten zuvor meine Arbeit als Schüler kennengelernt. Trotzdem gab es einige Gründe, warum ich zunächst noch gezögert habe, die Idee der Vermittlung der Technik in eine genaue Planung und auch praktisch umzusetzen. Vor allem waren es drei Gründe, die mich zögern ließen:

- Ich hielt es für ratsam, zunächst kompetente Stimmen zu Worte kommen zu lassen. Sie sollten beurteilen können, ob meine Überzeugung gerechtfertigt war, anderen beibringen zu können, meine Arbeit fortzuführen.
- Eine ganze Zeit lang schienen die Schwierigkeiten nahezu unüberwindbar, denen ich mich bei meinen Versuchen gegenübersah, den möglichen Studenten das Material zur Verfügung zu stellen, das sie mit den nötigen praktischen Erfahrungen im Unterrichten versorgte.
- Auch wollte ich so sicher wie möglich sein, dass es mit Abschluss des ersten Ausbildungskurses tatsächlich eine Nachfrage nach Lehrern meiner Arbeit gab.

Was die kompetenten Menschen betrifft, die mein Konzept positiv beurteilen können, kann ich nun Autoritäten aus Medizin und Pädagogik anführen, die Gelegenheit hatten, meine Arbeit zu begutachten und den Wert des dahinterstehenden Prinzips auszutesten. Ihre Unterstützung hat mich schließlich zu dem Entschluss geführt, einen Ausbildungskurs für Lehrer zu starten. Es sind dies:

Prof. John Dewey, Doktor der Philosophie und Erziehungswissenschaftler,
Der Earl of Lytton,
Sir Lyndon Macassy,
Mrs. E. E. Lawrence, Direktorin des Fröbelinstituts,
Mrs. Lucy Sicox, Schulleiterin der St. Felix Schule in Southwold,
Mr. A. G. Pite, der Schulleiter des Weymouth College
Mr. A. J. D. Cameron, M.B.,
Mr. Mungo Douglas, M.B.,
Mr. Percy Jakins, M.D., M.R.C.S.,
Mr. Peter Mcdonald, M.D.,
Mr. R. G. McGowan, M.D., D.P.H.,
Mr. A. Murdoch, M.B. und Mr. A. Rugg-Gunn, M.B., F.R.C.S.

Das folgende Zitat ist der Einleitung zu meinem Buch CONSTRUCTIVE CONSCIOUS CONTROL OF THE INDIVIDUAL Prof. John Deweys entnommen. Es heißt dort:

„Ich habe die Methoden F. M. Alexanders über einen Zeitraum von etlichen Jahren studieren können und kann deshalb eine Tatsache voll und ganz unterstreichen: Zur Überprüfung und als Mittel zur Entwicklung neuer Gedanken hat er auf unsere Vorstellungen von uns selbst, auf das, was wir über uns glauben, und auf unsere Handlungen exakt dieselben experimentellen Methoden und dieselben Methoden zur Produktion neuer sinnlicher Betrachtungsweisen verwendet, die immer schon die Quelle allen Fortschritts in den Naturwissenschaften gewesen sind. (.........) Mit der Methode aber, die F. M. Alexander gefunden hat, werden präzise die gegenseitigen Abhängigkeiten aufgedeckt, die zwischen den beiden Teilen des Doppelwortes „körperlich-geistig“ bestehen und die als eine vollständige Einheit zu verstehen sind. Erst seine Entdeckung macht alle anderen wissenschaftlichen Entdeckungen vollständig. Durch die Technik F. M. Alexanders erst stehen sie in einer Weise zur Verfügung, dass der Mensch von ihnen nicht in den Ruin getrieben wird, sondern er sie wirklich nutzen und sein konstruktives Wachstum stärken und sein Glück vermehren kann. (...)

Er hatte nur die Möglichkeit, seine Entdeckung mit schlecht koordinierten Erwachsenen zu machen und mit ihnen sein methodisches Vorgehen zu perfektionieren. Aber seine Technik ist keineswegs ein Heilverfahren. Es ist eine Methode zur konstruktiven Erziehung. Ihr eigentlicher Anwendungsbereich sind die jungen Menschen, die heranwachsenden Generationen. Sie sollen so früh wie möglich in ihrem Leben ein hohes Niveau sinnlicher Wahrnehmung erlangen und dazu befähigt werden, sich selbst richtig zu beurteilen. Wenn einmal ein angemessener Teil einer neuen Generation richtig koordiniert sein wird, werden wir das erste Mal die Gewissheit haben, dass in der Zukunft Männer und Frauen wirklich in der Lage sein werden, auf ihren eigenen Füßen zu stehen, ausgerüstet mit einem geistig-körperlichen Gleichgewicht, das wirklich zufriedenstellend ist. Sie werden dann in der Lage sein, dem Hin und Her und den Eventualitäten ihrer jeweiligen Umgebung mit Leichtigkeit, Selbstvertrauen und Fröhlichkeit entgegenzutreten, und nicht mit Angst, Verwirrung und Unzufriedenheit."

JOHN DEWEY

Knebworth House
Knebworth
22. März, 1930

LIEBER MR. ALEXANDER,

Ich bin hocherfreut zu hören, dass sich Ihr Plan, Studenten in Ihrer Arbeit auszubilden, jetzt erfüllt hat. Sie wissen um meine Sorge, dass Ihre wertvolle Arbeit zum Wohle der Menschheit verloren gehen könnte. Die Erfahrungen, die sie gesammelt und die Technik, die Sie entwickelt haben, sind so wertvoll, dass sie unbedingt fortgeführt werden sollten. Tausende haben wohl inzwischen so wie ich auch sehr von Ihrer Hilfe profitiert. Aber wir können nichts anderes tun, als anderen von unserem Glück zu erzählen. Die Wohltaten, die wir erfahren haben, können wir selbst nicht weitergeben. Wenn sie eine Schule zur Ausbildung zukünftiger Lehrer Ihrer Arbeit gründen und dort andere darin ausbilden, Ihre Technik zu praktizieren, wird so ein großer Dienst an der Menschheit geleistet.

Ich wünsche Ihrem Vorhaben viel Erfolg.

Mit freundlichen Grüßen
LYTTON

27, Abingdon Street
London, S. W. 1
5. April 1930

LIEBER MR. ALEXANDER,

mit größter Genugtuung habe ich erfahren, dass es nun konkrete Vorbereitungen für die Ausbildung von Lehrern gibt, die Ihre Technik erlernen und sie anwenden sollen. So wird sichergestellt werden können, dass Ihre Methoden erhalten bleiben und fortgeführt werden. Es würde sich nämlich als ein wahres Unglück erweisen, wenn eine solche Ausbildung nicht zustande kommen würde, so meine Meinung.

Ich bin so überzeugt von der herausragenden Bedeutung Ihrer Arbeit, dass es für mich keiner weiteren Belege mehr bedarf. Die positiven Resultate, die Sie bei mir persönlich bekannten Personen erzielt haben – dieser Personenkreis hatte vorher schon alle guten Ratschläge und jede andere medizinische Behandlung ausgeschöpft -, sind alles überragend. Ich will deshalb meine Überzeugung in die Köpfe all derer tragen, die sich die Mühe machen herauszufinden, was Sie tun, um zu sehen, was Ihre Methoden bewirken können.

Es ist wahrlich im Interesse der Allgemeinheit von größter Wichtigkeit, dass Ihre Methoden bekannt und, soweit dies möglich ist, der Öffentlichkeit zugänglich gemacht werden. Dies ist meine feste Überzeugung.

Mit freundlichen Grüßen
LYNDEN MACASSEY

16. April 1930

LIEBER MR. ALEXANDER,

wir sind hocherfreut zu hören, dass Sie sich entschlossen haben, Studenten in der Wissenschaft und Kunst Ihrer Erziehungsarbeit auszubilden.

Aus unserer persönlichen Erfahrung mit Ihrer Arbeit und unseren Kenntnissen von dem enormen Nutzen, der sich daraus für Kinder und Erwachsene ergibt, glauben wir, dass eine solche Ausbildung etwas ist, dem die höchste Bedeutung zukommt. Sie sollten den Versuch wirklich wagen, Studenten darin auszubilden, Ihre Technik weiterzugeben.

Diese Technik ist einerseits simpel und fundamental. Gleichzeitig ist sie so völlig anders als alles, was wir in unserer erzieherischen Praxis bisher kennengelernt haben. Wir sehen uns tatsächlich nicht in der Lage, das Gute, das sich daraus ergeben wird, hoch genug einzuschätzen.

Mit freundlichen Grüßen
E. E. LAWRENCE
LUCY SICOX
MR. A. G. PITE

8.Mai 1930

LIEBER MR. ALEXANDER,

wir haben erfahren, dass Sie sich nun endlich entschlossen haben, die Ausbildung von Schülern in der Technik aufzunehmen, die Sie entdeckt, ausgearbeitet und schon viele Jahre lang praktiziert haben, um den Schülern dabei die wichtigen Prinzipien zu vermitteln, auf denen Ihre Technik beruht. Wir möchten darüber an dieser Stelle unsere große Freude ausdrücken.

Als Mediziner sind wir uns, mehr noch als andere Menschen, sehr wohl der Schwierigkeiten bewusst, die in einem solchen Vorhaben liegen. Wir haben erkannt, dass ganz spezielle geistige Qualitäten und eine bestimmte körperliche Begabung für die Technik erforderlich sind, um sie mit Erfolg anwenden zu können. Ihre Technik ist gleichzeitig ein weit entwickeltes Handwerk und eine scharfsinnige Philosophie.

Deshalb freut es uns ungemein, dass Sie jetzt zuversichtlich sind, diese Schwierigkeiten überwinden zu können. Als Praktiker im Bereich der Medizin wissen wir, wie groß gegenwärtig die Notwendigkeit für die Möglichkeiten ist, die in Ihrer Technik stecken. Wir leben nämlich in einer Zeit, in der der tägliche Existenzkampf auch von der Gesundheit seinen Tribut einfordert. So, wie wir ihre Technik und die Wirkungen dieser Technik auf uns selbst und auf unsere Patienten kennengelernt haben, glauben wir, dass sie geeignet ist, uns aus dieser Notlage zu befreien. Sie kann uns dadurch befreien, dass uns mit ihr jener zufriedenstellende Selbstgebrauch beigebracht wird, der die Grundlage für körperliches und mentales Glück ist.

Wir wünschen Ihnen bei der Ausweitung Ihrer wertvollen Arbeit jeden nur erdenklichen Erfolg und bieten unsere Bereitschaft zur Kooperation an, soweit dies erwünscht ist.

Mit freundlichen Grüßen
A. J. D. Cameron
Mungo Douglas
Percy Jakins
Peter Mcdonald
R. G. McGowan
A. Murdoch und A. Rugg-Gunn

Was die Frage des Lehrmaterials betrifft, habe ich jetzt die Gewissheit, meine Studenten mit dem nötigen Material versorgen zu können, damit sie praktische Erfahrungen im Unterrichten sammeln können. Die Arbeit im Ausbildungsseminar für meine Technik kann nämlich mit der Arbeit in der kleinen Schule für Kinder und Heranwachsende gut miteinander kombiniert werden. Diese kleine Schule in Verbindung mit meiner Technik hat sich allmählich mehr und mehr entwickelt. In ihr werden Kinder aller Altersstufen darin unterrichtet, wie sie die Prinzipien und Verfahren meiner Arbeit bei ihren ganz normalen Schulaktivitäten anwenden können. Ich bin wirklich zuversichtlich, dass die Erfahrungen, die gemacht werden können, weil die Arbeit der Studenten und die Arbeit dieser Schüler kombiniert wird, für alle Beteiligten von größtem Nutzen sein werden.

In Bezug auf die Nachfrage nach Lehrern meiner Technik halte ich die Annahme für gerechtfertigt, dass diese Nachfrage jetzt schon rapide zunimmt und weiter zunehmen wird. Von Medizinern und von Personen, die im Erziehungs- und Gesundheitsbereich nur darauf warten, von meiner Arbeit Gebrauch zu machen, gibt es bereits entsprechende Anfragen. Nach Beendigung des ersten dreijährigen Ausbildungskurses im Jahr 1933 wird also die Nachfrage wahrscheinlich sogar höher ausfallen, als Lehrer bereitgestellt werden können.

Wie breit gefächert das Betätigungsfeld für Lehrer meiner Technik ist, zeigt sich auch in Folgendem: In den letzten 26 Jahren sind nicht nur aus allen Teilen der Britischen Inseln und aus Irland Schüler zu mir gekommen, sondern auch aus zahlreichen Ländern Europas, aus Australien, Neuseeland, Kanada, Südafrika, Südamerika, Ägypten, Indien und den Vereinigten Staaten von Amerika. [49)] Die Menschen, die im Laufe der Zeit Unterrichtsstunden bei mir genommen haben, machen jedoch nur einen Bruchteil der Menschen aus, die einen solchen Unterricht nachgefragt haben, denen es aber nicht möglich war, nach London zu kommen, oder die unbedingt einen Lehrer in ihrer Nähe finden wollten.

All jenen, die meine Bücher noch nicht gelesen haben, will ich an dieser Stelle eines erklären: Angehende Lehrer meiner Technik müssen darin ausgebildet sein, bei ihrem eigenen Selbstgebrauch die Prinzipien und Verfahren, die mit dieser Arbeit verbunden sind, bei ihren täglichen Aktivitäten in der Praxis einzusetzen. Erst danach können sie versuchen, anderen beizubringen, ebenso zu verfahren. Hierin liegt auch der große Unterschied zwischen den herkömmlichen Ausbildungsformen und der hier empfohlenen Ausbildung: In Medizin, Physiologie, Theologie, Philosophie, im Jurastudium und in anderen Fachgebieten können Studenten Ausbildungskurse belegen, ohne dass hinsichtlich ihres Selbstgebrauch irgendwelche Fragen aufgeworfen werden. Bei der Ausbildung zum Lehrer meiner Technik muss jedoch zunächst eine beträchtliche Menge individueller Arbeit an den Studenten geleistet werden, so dass sie lernen, sich selbst zufriedenstellend zu gebrauchen. Erst wenn sie ein bestimmtes Niveau in ihrem Selbstgebrauch erreicht haben, wird ihnen Gelegenheit gegeben, praktische Erfahrung im Unterrichten zu sammeln.

Als Ergänzung zu dieser individuellen Arbeit ist es aber auch notwendig, Arbeit in der Klasse zu leisten. In diesem Teil der Ausbildung arbeiten jeweils fünf oder sechs Studenten mit erfahrenen Lehrern zusammen. Bei dieser Zusammenarbeit wird einem von ihnen – jeweils einem anderen – Gelegenheit gegeben, während dieses Teils der Arbeit die Rolle eines Ratgebers oder Lenkers zu übernehmen.

Um in der Zukunft eine Schule einrichten zu können, in der sich das Lehrpersonal aus Lehrern zusammensetzt, die kompetent in dem Sinne sind, dass sie die Technik so unterrichten können, wie ich sie in meinen Büchern umrissen habe, ist jetzt ein Trust Fund gegründet worden. Es sind auch schon einige nennenswerte Einzahlungen erfolgt. Der Earl of Lytton, Sir Lynden Macassey und Dr. Peter Macdonald haben sich bereiterklärt, den Vorstand des Trust Funds zu bilden. Sie treten auch der gerade gegründeten Gesellschaft bei, die es sich zur Aufgabe macht, in jeder nur erdenklichen Weise den Rahmen der Arbeit zu erweitern.

Details zu den Kosten für die Teilnahme an dem Ausbildungskurs und genaue Daten zu den Zusammenkünften erhalten Sie von nun an im

Sekretariat des
F. Matthias Alexander-Ausbildungsseminars
16 Ashley Place
London, S. W. 1

F. M. ALEXANDER

22. Juli 1930

WEITREICHENDE BEDEUTUNG DER ARBEIT

Die Möglichkeiten, die sich aus der Anwendung meiner Technik auf so unterschiedlichen Feldern wie Erziehung, Medizin, Philosophie, Psychologie, Gymnastik und Sport ergeben, zeigen sich verschiedenen Literaturbeiträgen und an mich gerichteten Briefen. Kopien von Extrakten daraus werden Ihnen auf Anforderung vom Sekretariat des F. M. Alexander-Ausbildungsseminars gerne zugesandt.

Das zur Verfügung stehende Material umfasst:

- Diskussionsbeiträge in der Erziehungsbeilage der *Times* vom 12. bis zum 14. Juli
- Briefe von dem Earl of Lytton, E. E. Lawrence (Direktorin des Fröbelinstituts), D. L. Beck (Schulleiterin der County School für Mädchen in Ealing), dem Autor von NATURE OF DESEASE J. E. R. McDonagh, Peter Macdonald, R. G. McGowan, Macleod Yearsley und A. Murdoch.
- Die Einleitung zu CONSTRUCTIVE CONSCIOUS CONTROL OF THE INDIVIDUAL von Prof. John Dewey.
- Die Seiten 44, 54 und 110 aus NATURE OF DESEASE (Heinemann-Verlag) von J. E. R. McDonagh.
- Einen Beitrag von Peter Macdonald, dem Präsidenten des Unterbezirks Yorkshire der *British Medical Association,* erschienen im Oktober und November im *British Medical Journal*.
- Die Seiten 27 bis 36 aus Prof John Deweys HUMAN NATURE AND CONDUCT (Verlag Henry Holt)
- Ein Artikel im *Brooklyn Citizen* vom 27. Januar 1929 unter dem Titel „Survey of Modern Psychologie" von Arthur J. Busch.
- „Psychologie in Vacuo" von Capt. C. H. Douglas (in der Zeitschrift The *New Age* vom 4. Oktober 1928.
- Die Seiten 309 bis 315 aus: MAN: AN INDICTMENT (Constable & Co) von Prof. John Dewey

- Einen Artikel von Lucy Silcox im *Journal of School Hygiene and Physical Education vom* März 1927 unter dem Titel „Swedish Gymnastic Teaching“.
- Einen Bericht über „Physical Education“ von Alexander Leper, Universität Melbourne, vom 8. März 1909.
- Einen Artikel aus dem *Evening Standard* vom 17. März, 1920: „The Fearful Foozler“ von Sir E. Holderness und
- einen Artikel von John Duncan Dunn (Autor von „ABC des Golfsports“) in *The Golfer's Magazine* vom März 1920 mit dem Titel: CONSCIOUS CONTROL IN GOLF.

DANKSAGUNG

Zum Zeitpunkt der Drucklegung sind erste Zahlungen von großzügigen Spendern eingegangen und wir haben von anderen die Zusage auf zukünftige Unterstützung erhalten. Ich sollte an dieser Stelle auch erwähnen, dass diejenigen, die meine Arbeit jetzt so großzügig unterstützen, sie in ihrer praktischen Entwicklung viele Jahre lang begleitet und in der Praxis selbst ein Verständnis für die der Technik zugrunde liegenden Prinzipien und Verfahren erworben haben. Ich nehme die Gelegenheit wahr, Ihnen meinen erneuten Dank und auch den Dank meiner Assistenten auszusprechen. Ihr Interesse und Ihre Großzügigkeit haben erst den Weg geebnet, um für die Zukunft die pädagogische Seite der Arbeit zu entwickeln. Ohne Ihre Unterstützung würde dies wohl kaum möglich sein.

F. M. Alexander

Katalog der Fußnoten F. M. Alexanders

1

Ich möchte eines klarstellen: Wenn ich das Wort „use“ (benutzen) verwende, tue ich dies nicht in dem begrenzten Sinne, dass etwa ein bestimmtes Körperteil benutzt wird, wie wir z. B. davon sprechen, einen Arm oder ein Bein zu benutzen, sondern in einem sehr viel weiteren und umfassenderen Rahmen, in dem sich das Benutzen auf die Arbeitsweise des Organismus im Allgemeinen bezieht. Es ist nämlich meine eindeutige Erkenntnis, dass die Benutzung eines spezifischen Teils unseres Körpers, eines Armes oder eines Beines beispielsweise, die Notwendigkeit beinhaltet, die verschiedenen geistig-körperlichen Mechanismen des Organismus in Aktion treten zu lassen. Erst durch eine solche konzertierte Aktion kommt es zum Einsatz des jeweiligen Körperteils.

2

Ich verwende das Wort „Prävention“ (das gleiche gilt auch für das Wort „Heilung“) nicht, weil ich es für meinen Zweck angemessen oder genau passend halte, sondern nur weil ich kein anderes finde, das seinen Platz einnehmen könnte. „Prävention“ in ihrem vollsten Sinne impliziert, dass Bedingungen vorherrschen, die zufriedenstellend sind und die daran gehindert werden können, sich zum Schlechten zu verändern. In diesem Sinne ist Prävention heute in der Praxis gar nicht möglich. Die Verhältnisse in einem zivilisierten Menschen stellen sich nämlich so dar, dass es schwierig ist, jemanden zu finden, der vollständig frei von den Manifestationen eines falschen Gebrauchs und einer falschen Funktionsweise ist. Wenn ich deshalb die Begriffe „Prävention“ und „Heilung“ verwende, tue ich dies in einem relativen Sinne: Zu den Maßnahmen zur „Prävention“ zähle ich alle Versuche, einen fehlerhaften Gebrauch und eine fehlerhafte Funktionsweise des Organismus im Allgemeinen zu verhindern, um Defekte, Störungen und Krankheit gar nicht erst zuzulassen. Zu den Maßnahmen für eine „Heilung“ zähle ich all jene Methoden, bei denen der Einfluss des fehlerhaften Gebrauchs auf die Funktionsweise ignoriert wird, wenn Defekte, Störungen und Krankheit behandelt werden.

3

In meinem speziellen Fall lautete die medizinische Diagnose: Reizung der Hals- und Nasenschleimhäute und Entzündung der Stimmbänder, von denen man sagte, dass sie über die Maßen erschlafft seien. Mein Gaumenzäpfchen sei sehr lang, was von Zeit zu Zeit die akuten Hustenanfälle verursache. Zwei meiner medizinischen Ratgeber empfahlen deshalb, das Zäpfchen durch einen kleinen chirurgischen Eingriff zu verkürzen. Diesem Ratschlag bin ich aber nicht gefolgt. Ich hatte jetzt kaum mehr Zweifel daran, dass ich an etwas litt, was manchmal „Pfaffenheiserkeit" genannt wird.

4

Und eigentlich hätte dies auch nicht anders sein können, wenn man bedenkt, dass mir damals noch die notwendigen Erfahrungen für diese Art der Beobachtung gefehlt haben. Erst mit diesen Erfahrungen war es mir möglich, etwas zu entdecken, was falsch an der Art und Weise war, wenn ich mich beim Sprechen gebraucht habe.

5

Vielleicht wäre es ja richtiger gewesen, die Sätze „die Statur vergrößern" und „die Statur verkleinern" zu verwenden. Ich habe mich aber zu den Sätzen „die Statur verlängern" und „die Statur verkürzen" entschlossen, weil in diesem Zusammenhang die Worte „verlängern" und „verkürzen" in den allermeisten Fällen die geläufigeren sind.

6

Wenn ich die Worte „direction" (Steuerung, Lenkung) und „direct" (steuern, lenken) im Zusammenhang mit „use" (Gebrauch) in Sätzen wie „die Steuerung meines Gebrauchs" und „Ich habe den Gebrauch gelenkt" verwende, will ich auf den Prozess verweisen, der daran beteiligt ist, Informationen vom Gehirn an die verschiedenen Mechanismen zu senden, und daran, die notwendige Energie zum Gebrauch dieser Mechanismen an die entsprechenden Stellen zu dirigieren.

7

Man könnte die Meinung vertreten, dass der Athlet, der eine komplizierte Aufgabe erfolgreich bewältigt, seine Bewegungen sehr wohl bewusst kontrolliert. Ich will gar nicht in Abrede stellen, dass ein Athlet durch Übung nach dem Prinzip „Versuch und Irrtum" in sehr vielen Fällen in der Lage ist, einen automatisierten Könnensstand zu erlangen, der für die Ausführung der speziellen Aufgabe notwendig ist. Aber dies ist keinesfalls ein Beleg dafür, dass er diese Bewegungen auch bewusst kontrolliert. Und selbst von den seltenen Fällen, in denen ein Athlet bestimmte spezielle Bewegungen bewusst kontrolliert und koordiniert, kann immer noch nicht gesagt werden, dass er bei der Ausführung dieser Bewegungen seinen Selbstgebrauch insgesamt bewusst kontrolliert. Dieser Schluss ist also zwingend: Der Athlet weiß nicht, welche Gebrauchsweise seiner Mechanismen in ihrer Gesamtheit die bestmögliche für seine angestrebten speziellen Bewegungen ist. Wenn etwas geschieht, was die Veränderung des ihm vertrauten und gewohnten Gebrauchs bewirkt – dies kommt gar nicht einmal so selten vor – hat seine Unkenntnis zur Folge, dass auch sein Vermögen, diese speziellen Bewegungen auf hohem Niveau auszuführen, gestört wird. Praktische Erfahrung belegt zudem, dass er sein ursprüngliches Ausführungsniveau nicht so einfach wiedergewinnen kann, wenn er es einmal verloren hat. Und das ist gar nicht einmal eine so große Überraschung, wenn man berücksichtigt, dass ihm Kenntnisse darüber fehlen, wie er seinen allgemeinen Selbstgebrauch steuern kann. Dieser allgemeine Selbstgebrauch ist es nämlich, der es ihm ermöglichen würde, den für ihn gewohnten Gebrauch seiner Mechanismen wieder herzustellen, der die Grundlage für sein hohes Ausführungsniveau war. (In diesem Zusammenhang: Viele Fälle sind bekannt, in denen Menschen absichtlich die Eigenarten eines Stotterers imitiert haben und so selbst die Gewohnheit des Stotterns entwickelt haben. Trotz all ihrer Bemühungen ist es ihnen nicht gelungen, auf ihren ursprünglichen Könnensstand beim Sprechen zurückzugelangen.)

Weil dem Athleten diese Kenntnisse fehlen, muss er sich auf sein Gefühl zur Steuerung der Arbeitsweise seiner Mechanismen verlassen, nicht anders als das Tier. Nun ist aber bei der großen Mehrzahl der Athleten dieses Gefühl mehr oder weniger unzuverlässig geworden. Folglich müssen die Mechanismen, die er bei seinen Aktivitäten verwendet, fehlgeleitet sein. Eine solche Steuerung, die so unüberlegt ist wie die eines Tieres, steht in keinem Vergleich zu jener bewussten und durchdachten Steuerung, die mit einer primären Kontrolle der Mechanismen des Selbst als einer Funktionseinheit verbunden ist.

8

Der Ausdruck „means-whereby“ (Mittel-und-Wege) wird von nun an in diesem Buch verwendet werden, um die genau bedachten Mittel-und-Wege zu bezeichnen, mit denen ein jeweiliges Ziel erreicht werden soll. Diese Mittel-und-Wege umfassen die Hemmung des gewohnten Gebrauchs der Mechanismen in einem Organismus und die bewusste Projektion der neuen Steuerungsbefehle, die für die Ausführung der verschiedenen Aktionen – beteiligt an einem neuen und befriedigenden Gebrauch dieser Mechanismen - notwendig sind.

9

Die Vorstellung einer kombinierten Aktivität, die hier vermittelt werden soll, drückt sich auch in der Phrase „alle zusammen, einer nach dem anderen“ aus.

10

Dieser Plan hat sich für die meisten Schüler als äußerst schwierig erwiesen, ihn in die Praxis umzusetzen, so einfach er in der Theorie auch ist.

11

In diesem Zusammenhang könnte das folgende Zitat von Interesse sein. Es stammt aus einer Vorlesung, die Dr. M. Murdoch am 6. März, 1928 am Bexhill-on-Sea-Institute von St. Andrews (James Mackenzie) gehalten hat: *„F. M. Alexander hat eine ganzheitliche Theorie aufge-*

baut, bei der die praktische Umsetzung auf der Beobachtung der Bewegungen des menschlichen Körpers beruht. Er hat sich dabei mit seltenen Insider-Kenntnissen unwillkürliche Reflexe zu Nutze gemacht, die verloren gegangen waren oder ungenutzt blieben. Dadurch, dass er diese Reflexe in konditionierte Reflexe neu eingebaut hat, hat er die Grundlagen dafür geschaffen, einen neuen Zugang zu den Krankheiten und zu ihrer Diagnose und Behandlung zu erlangen."

12

Dieses Verfahren läuft so ab: Die betreffende Person erteilt sich zunächst bewusst die Steuerungsbefehle für die Mittel, mit denen sie ein bestimmtes Ziel erreichen will. In dem kritischen Moment aber, da sie den Schritt macht, um das Ziel wirklich in die Tat umsetzen zu wollen, trifft sie eine neue Entscheidung, ob sie diese Mittel verwenden will, um das ursprüngliche Ziel tatsächlich zu erreichen, oder ob sie diese Mittel für die Erreichung irgendeines anderen Zieles einsetzen will.

13

Dass die sinnliche Wahrnehmung immer unzuverlässiger wird, kam im Laufe meiner Untersuchungen ans Tageslicht (Kapitel 1, Seiten 18f). Ihre Unzuverlässigkeit ist als Tatsache demonstrierbar.

14

Ich möchte an dieser Stelle eines klarstellen: Wann immer ich den Ausdruck „Gebrauch und Funktionsweise" im Zusammenhang mit dem menschlichen Organismus verwende, will ich damit nicht nur auf eine rein mechanische Aktivität verweisen. Ich schließe in diesem Ausdruck auch alle Manifestationen menschlicher Aktivität mit ein, die an dem beteiligt sind, was wir als Konzept oder Verständnis, als Zustimmung erteilen oder verweigern, als Denken, Argumentieren, Steuern usw. bezeichnen. Die Manifestationen solcher Aktivitäten können nämlich nicht vom Gebrauch der Mechanismen und von der damit verbundenen Funktionsweise getrennt werden.

15

In Kapitel 4, auf den Seiten 69f, wird dies weiter ausgeführt.

16

In diesem Zusammenhang ist eine Geschichte sehr interessant, die Sir E. Holderness, eine anerkannte Autorität im Golfsport, verfasst hat und die am 17. März, 1928 im *Evening Standard* veröffentlicht worden ist: „Die folgende Geschichte hat sich tatsächlich so zugetragen. Ein Freund hatte sich angewöhnt, den Golfball mit einem Unterschnitt abzuschlagen. In seiner Not wandte er sich an einen Golfprofi, der ihm den einfachen Ratschlag gab, seinen Griff so zu verändern, dass er die linke Hand auf den Schläger und die rechte Hand unter den Schläger legte. Dann sollte er voller Zuversicht abschlagen. Und oh Wunder, der Slice war verschwunden und einen ganzen Nachmittag lang hatte er göttlich abgeschlagen. Aber dort, wo vorher nur ein Teufel war, waren nun sieben weitaus schlimmere erschienen. Wochen- und monatelang hatte er damit zu kämpfen, dass seine Schläge verhungerten oder dass er sie verzog. Zuletzt war sein Zustand weitaus erbärmlicher als vorher.

17

Ich bin mir natürlich darüber im Klaren, dass ein falscher Gebrauch von anderen Teilen sehr wohl einen direkteren Einfluss auf das Problem des Golfspielers haben kann. Zum Zwecke der Illustration habe ich aber den falschen Gebrauch der Augen gewählt, weil es die einhellige Meinung der Experten ist, dass eines der häufigsten und hartnäckigsten Hindernisse für einen erfolgreichen Abschlag das Versagen ist, die Augen auf den Ball gerichtet zu halten. (Sind nicht Experten oftmals einer Meinung?)

18

Erfolglose Bemühungen, ganz gleich in welchem Aktivitätsbereich, führen tendenziell dazu, den Betroffenen emotional aufzuwühlen. Allein schon aus diesem Grund sollte der Golfspieler, dessen Bemühungen, die Lehrerinstruktionen umzusetzen, im höchsten Maße erfolglos sind, seinen Handlungsplan überdenken.

19

Wir müssen dabei auch eines berücksichtigen: Je größer das Verlangen des Golfspielers ist, die Lehreranweisungen zu befolgen, desto größer wird auch sein Ansporn sein, die Intensität seiner Bemühungen zu erhöhen. So ist es praktisch unvermeidlich, dass er automatisch die übermäßige Muskelspannung, die er aus Gewohnheit für die Handlung verwendet, noch weiter erhöht, wenn er versucht, seinen Wunsch in die Praxis umzusetzen. Mit einer solchen zusätzlich erhöhten Muskelspannung verringert er seine Chancen noch mehr, einen guten Abschlag auszuführen. (Sehen Sie dazu auch Fußnote 21.)

20

In CONSTRUCTIVE CONSCIOUS CONTROL OF THE INDIVDUAL habe ich folgende Fußnote hinzugefügt, die das hier Gesagte untermauert:

Die zahlreichen Anfragen, die ich von Lesern meines ersten Buches *„Ein Vermächtnis der Evolution an die Menschheit von unschätzbarem Wert"* erhalten habe, beweisen mir, dass vielen Menschen nicht klar ist, was eigentlich mit den Begriffen „Mittel-und-Wege" und „Zielstreben" gemeint ist. Ich will mich bemühen, sie im Folgenden zu erklären. Immer wenn jemand sich anschickt, ein bestimmtes „Ziel" erreichen zu wollen, wenn er z. B. eine bestimmte Fähigkeit entwickeln oder Eigenarten, Defekte oder einen gewissen Fehlgebrauch beseitigen will, hat sein Vorgehen eines der beiden Prinzipien zur Grundlage, denen ich die Namen „Zielstreben" und „Mittel-und-Wege" gegeben habe.

Das Prinzip des „Zielstrebens" beinhaltet ein direktes Vorgehen von Seiten desjenigen, der sich bemüht, das gewünschte „Ziel" zu erreichen. Immer ist ein solches direktes Vorgehen verbunden mit der Abhängigkeit von unterbewusster Steuerung und Kontrolle. Dies führt in all den Fällen, bei denen die Koordination gestört ist, dazu, dass die jeweils beteiligten Mechanismen unbefriedigend gebraucht werden und die Defekte und negativen Eigenarten eher noch zunehmen.

Wenn jedoch das Prinzip „Mittel-und-Wege“ zur Anwendung kommt, werden die Ursachen der gegenwärtigen Situation einer rationalen Beurteilung unterzogen. Derjenige, der ein gewünschtes „Ziel“ verfolgt, geht INDIREKT vor. Dieses indirekte Vorgehen ist jene geistig-körperliche Aktivität, die in Verbindung mit konstruktiver bewusster Steuerung und Kontrolle die Bedingungen schafft, die für eine weitere Zunahme der Entwicklungsmöglichkeiten des Menschen notwendig sind. Unter diesen Bedingungen ist es dann nahezu unmöglich, dass sich Defekte, negative Eigenarten und Fehlgebrauch im Organismus etablieren können.

In diesem Zusammenhang möchte ich auch darauf hinweisen, dass ich den Begriff BEWUSSTE STEUERUNG UND KONTROLLE in diesem Buch verwende, um zuerst eine Ebene zu bezeichnen, die es zu erreichen gilt, und nicht so sehr eine Methode, um dies zu erreichen.

21

Vor einiger Zeit unterrichtete ich eine Studentin. Ihr Professor und eine befreundete Kollegin wohnten still dem Unterricht bei, weil sie viel von ihrer Studentin hielten. „Sie sollten mit dieser Schülerin keine großen Probleme haben“, hatte der Professor angemerkt, „weil sie sehr willig ist und sich bemüht, Ihnen zu helfen.“ „Ja“, antwortete ich, „das ist nur der Fluch der Willenskraft.“ Seine Kollegin schlug entsetzt die Hände über dem Kopf zusammen und erklärte: „Selbst wenn es falsch ist, ist es doch sicherlich besser, etwas mit ‚Willenskraft‘ zu tun als ohne.“ Dies gab mir Gelegenheit, darauf hinzuweisen, dass eben dieses ‚Falsche‘ ein Anzeichen dafür sei, dass es an irgendeiner Stelle eine Fehlsteuerung gäbe. Mit ihrer Äußerung lege sie also eigentlich nahe, dass der zusätzliche Stimulus durch die ‚Willenskraft‘ sich positiv auswirke, obwohl damit vermehrt Energien in die falsche Richtung gelenkt werden. Für die Effektivität des ‚Wollens‘ oder des ‚Versuchens‘ sei es aber nicht entscheidend, wie stark jemand etwas ‚will‘ oder ‚versucht‘, sondern auf welche Weise, diese Energien gesteuert werden.

22

Sehen Sie dazu auch: **„Bewusste Kontrolle beim Auf- und Umbau des Menschen“** (CONSTRUCTIVE CONSCIOUS CONTROL OF THE INDIVIDUAL), Seite 213 ff.

23

Für diesen Prozess „ALLE ZUSAMMEN, EINER NACH DEM ANDEREN“ gibt es eine analoges Beispiel: Das Maschinengewehrfeuer aus einem Propellerflugzeug. Die Mechanismen sind im Timing so koordiniert, dass jeder einzelne Schuss der Gewehrsalve zwischen den Flügeln des Propellers hindurchgeht, obwohl der Propeller 1500 und mehr Umdrehungen in der Minute macht.

24

Dies gilt gleichermaßen für jede andere Schwierigkeit, mit der sich der Golfspieler vielleicht konfrontiert sieht.

25

Diese Kritik bezieht sich auf die Methoden, die von den Lehrern im Sport und den Sportspielen, im Fitnessbereich, in Eurythmie oder auch im Tanz- und Gesangsunterricht verwendet werden.

26

Nur einmal angenommen, es wäre möglich, bei einem Schüler eine zufriedenstellende Gebrauchs- und Funktionssteuerung seines gesamten Organismus von jetzt auf gleich wiederherzustellen, dann bliebe immer noch die Gewohnheit des Schülers, bei all seinen Handlungen, in denen er geübt ist, gewohnheitsmäßig weiterhin seinen alten Gebrauch zu verwenden, „zielstrebig“ vorzugehen. Sehen wir uns dies am Beispiel des Golfspielers an: In dem Moment, da er versucht, den Schlag mit Hilfe seiner neuen, ihm nicht vertrauten Steuerung auszuführen, würde er augenblicklich wieder die alte Fehlsteuerung seines Gebrauchs ins Spiel bringen: Er würde die Augen vom Ball nehmen und einen schlechten Schlag ausführen.

27

Dies zu glauben, ist etwas, was meine Leser vielleicht nachvollziehen können. Und ein solcher Glaube ist auch durchaus verständlich: Es ist nämlich nicht so leicht zu erkennen, was es in der Praxis bedeutet, dass „körperliche“ und „geistige“ Prozesse eine Einheit bilden, wenn jemand noch keine Erfahrungen darin gesammelt hat, mit dem Prinzip der „Mittel-und-Wege“ zu arbeiten.

28

Ich muss meine Leser an dieser Stelle erneut darauf hinweisen, dass sich diese sinnlichen Erfahrungen zunächst falsch anfühlen werden.

29

Ein Beispiel: Mit der Verbesserung seines Gebrauchs wird er sich der zunehmenden Expansion und Kontraktion des Brustkorbs bzw. seines Ausmaßes bewusst. Sich auf sein sensorisches Register verlassen zu können, ist für alle jene von entscheidender Bedeutung, die ihre wenig zufriedenstellenden Funktionsbedingungen so verändern wollen, dass sie permanent zufriedenstellend werden.

30

Der Leser sollte aber nicht denken, dass diese Schwierigkeit nur ein spezielles Problem dieses einen Schülers war. Ähnliche Erfahrungen hatte ich eigentlich mit all meinen Schülern. Dies möchte ich an dieser Stelle ausdrücklich betonen. Wie hätte es auch anders sein können, ist doch das „Zielstreben“ eine universelle Gewohnheit?

31

Sehen sie dazu auch Fußnote 25.

32

In seiner Einleitung zu CONSTRUCTIVE CONSCIOUS CONTROL OF THE INDIVIDUAL schreibt Prof. John Dewey: *“Das Wesen der Wissen-*

schaftlichen Methode liegt jedoch nicht darin, im Groben die Konsequenzen aufzuzeigen. Genau genommen besteht sie aus den Mitteln und Wegen, mit denen die Konsequenzen bis ins letzte Detail verfolgt werden. Sie besteht aus den Prozessen, mit denen die zu untersuchenden Ursachen, die die Folgen und Wirkungen erklären sollen, ganz konkret nachverfolgt werden. So soll sichergestellt werden, dass sie tatsächlich genau zu diesen Konsequenzen führen und nicht zu anderen."

33

Als ein Beispiel für den Umstand, dass neue Symptome beständig im Verborgenen gedeihen, will ich Aussagen zitieren, die ein zukünftiger Schüler in seinem Eingangsgespräch gemacht hat. Unter anderem erzählte er mir, dass er sich selbst von seinem Stottern befreit habe. Ich wollte von ihm natürlich wissen, wie er das gemacht habe: Er sei ein sehr starker Stotterer gewesen. Eines Tages sei er gezwungen gewesen, die Treppen bis zum obersten Stockwerk zu nehmen, um eine wichtige Nachricht zu übermitteln. Zu seiner großen Überraschung habe sich danach herausgestellt, dass er ohne zu stottern sprechen konnte. Und das sei auch so geblieben.

Die meisten Menschen werden dies natürlich als eine wundersame „Heilung" betrachten. Ich konnte jedoch sehen, dass sein Selbstgebrauch allgemein weiterhin sehr schlecht war. Als ich ihn darauf hinwies, musste er zugeben, dass er inzwischen mit anderen Problemen zu kämpfen hatte. Diese Probleme stellten sich für mich als ein „Stottern" in anderen Teilen seines Organismus dar.

Fakt ist: Das Geschehen, das er mit seiner Befreiung vom Stottern in eine Verbindung gebracht hat, hatte die wenig zufriedenstellenden Gebrauchsverhältnisse nicht in solch zufriedenstellende Verhältnisse verwandelt, die man nicht im Zusammenhang mit einem Stottern findet. Folglich konnte zu jeder Zeit ein ähnliches Geschehen einen Rückfall in sein akustisches Stottern verursachen. Zudem war zu erwarten, dass sich zusätzlich weitere Probleme entwickelten, weil seine wenig zufriedenstellende Gebrauchsweise auch weiterhin Bestand hatte.

34

Vergleichen Sie dazu die Seiten 24f in Kapitel 1und 57f in Kapitel 3.

35

In dem Zusammenhang mit einem „bewussten Verhalten" ist auch die folgende Geschichte interessant: Einer meiner Schüler hatte mir beiläufig erzählt, dass er, bevor er bei mir Unterricht genommen hatte, zu Wutausbrüchen neigte, die er nicht unter Kontrolle hatte. Seit er mit mir arbeite, habe er aber in dieser Richtung keine Probleme mehr. Auch seine gesamte Familie habe diese Veränderung bemerkt. Er bat mich darum, ihm einmal zu erklären, wie es komme, dass das, was er als ein „nervliches" oder „geistiges" Symptom betrachtet von der Art der Arbeit beeinflusst werden kann, die ich mit ihm verrichte. Anstelle einer direkten Antwort wollte ich von ihm wissen, woran die Menschen in seiner Umgebung denn gemerkt hätten, dass er wütend war. Sie würden es am Klang seiner Stimme, an seinem Gesichtsausdruck, am Funkeln seiner Augen oder an seiner Gestik und seiner allgemeinen Erregung erkennen, war seine Antwort. Ich fragte ihn dann, wie denn diese Reaktionen anders zustande kommen könnten als durch den Gebrauch von dem, was er für sein „körperliches" Selbst hält. Zum Beispiel müsse ja wohl die Stimme benutzt werden, wollte man ihren Klang beurteilen. Und die Augen müssten für ein zorniges Funkeln in einer bestimmten Weise benutzt werden. Es müsse Gebrauch von den Gesichtsmuskeln gemacht werden, wenn sich der Gemütsausdruck verändern soll. Und wenn Erregung festgestellt werden kann, müsse die Gesamtheit der Mechanismen zu diffuser Aktivität und übermäßiger Muskelspannung stimuliert worden sein.

Verändere die Art und Weise des Gebrauchs und du veränderst die Bedingungen im gesamten Organismus! Die alte Reaktionsweise, die mit der alten Gebrauchsweise verbunden ist, kann so nicht länger ablaufen. Die Mittel dafür sind einfach nicht mehr vorhanden. Oder anders ausgedrückt: Die alte Reflexaktivität ist verändert worden und wird nicht wieder auftauchen. Wenn ein Kontrollverlust allein aufgrund unseres Selbstgebrauchs festzustellen ist, folgt daraus dieses: Eine bewusste Kontrolle über einen sich allmählich verbessernden Gebrauch bringt uns zum ersten Mal in eine Schlagdistanz zu einer bewussten Kontrolle der menschlichen Natur oder des menschlichen Verhaltens.

36

Der späte Joseph Rowntree hat nach einer Unterrichtseinheit bei mir meine Arbeit so beschrieben: „Das Denken wird vom Bekannten zum Unbekannten gelenkt, wobei das Bekannte das Falsche und das Unbekannte das Richtige ist.“

37

Es ist wohl tatsächlich so, dass jeder Arzt Aufzeichnungen von Fällen hat, bei denen er nicht ein spezielles Problem finden konnte, das zu behandeln gewesen wäre.

38

Ich bin darauf vorbereitet zu demonstrieren, dass auch in relativ kurzer Zeit eine zeitweise Veränderung hin zu zufriedenstellenderen Gebrauchsverhältnissen bewirkt werden kann, vorausgesetzt es handelt sich um einen aufgeschlossenen, verständigen Menschen. Der Patient wird allerdings zwangsläufig fast augenblicklich in seinen gewohnten falschen Gebrauch zurückfallen.

39

Ein befreundeter Arzt hat mir erzählt, dass diese Empfindungen von Beklemmung und Enge, wie sie Dr. X. beschrieben hat, die einzigen verfügbaren Hinweise sind, mit denen man einen Krankheitsfall als ‚Angina pectoris‘ diagnostizieren könne.

40

Wir schreiben den 10. Juli 1931: Vor ein einigen Tagen habe ich Dr. X. wiedergesehen. Er macht weiterhin gute Fortschritte.

41

Am 6. März 1926 ist in der Zeitschrift *The Lancet* ein Bericht über die Ansprache Lord Dawsons erschienen.

42

Die Hervorhebung hat F. M. Alexander vorgenommen.

43

Ich will an dieser Stelle an ein Forschungsergebnis des späten Sir James Mackenzie und seiner Mitarbeiter am St. Andrews Institut für Klinische Forschung erinnern: Sie hatten aufgedeckt, dass 70 % der menschlichen Leiden noch gar nicht identifiziert worden sind.

Vor mir liegt der Artikel „Ärzte" von Vain Guess. In ihm diskutiert der Medizinische Korrespondent der *Times* den Einspruch des Ministeriums für Gesundheit, das sich gegen eine Einführung von Patientendateien mit der Begründung ausgesprochen hat: „Unser Wissen ist noch zu beschränkt und unzureichend, als dass allgemeine Aufzeichnungen einen Sinn machten". Die auffällige Übereinstimmung seiner Sichtweise mit der des späten Sir James Mackenzie lässt den Korrespondenten genau die Erkenntnisse Mackenzies zitieren, auf die auch ich mich bezogen habe.

44

Das Wort „Generalist" hat mein Freund Dr. Peter Macdonald (New York) auf mich gemünzt.

45

Unter schlechten Gewohnheiten verstehe ich hier: Zerstreutheit, Vergesslichkeit, Unüberlegtheit, fehlende Aufmerksamkeit, übermäßige Erregbarkeit, nervöse Zuckungen, Zupfen an den Fingern, nicht in der Lage zu sein, still zu sitzen, Fingernägelkauen, Überempfindlichkeit, die Neigung, aus der Haut zu fahren, Gleichgültigkeit usw.

46

„Natürlich“ ist nicht mit „normal“ zu verwechseln: Tatsächlich bedeutet „natürlich“ in diesem Zusammenhang das genaue Gegenteil von „normal“.

47

Science and Religion. A Symposium ist bei Gerald Howe Ltd, London neu herausgegeben worden.

48

Hat nicht ein jeder von uns Erinnerungen an Situationen, in denen sich die registrierten Eindrücke über ein Geschehen nicht exakt mit dem gedeckt haben, was tatsächlich geschehen ist? Nehmen wir als Beispiel die „Kälteempfindung“: Wie sonst könnten unsere sensorischen Mechanismen „Kälte“ empfinden, obwohl das Thermometer etwas anders anzeigt? Oder wie könnte jemand eine Bemerkung als Beleidigung oder Tadel registrieren und daraufhin gekränkt sein, wenn dies gar nicht in der Absicht des Sprechers lag und auch sonst niemand unter den Anwesenden die Bemerkung in diesem Sinne verstanden hat? Täglich können all jene, die an dieser Thematik interessiert sind, Belege in den Tageszeitungen dafür finden, wie in allen Lebensbereichen falsche Eindrücke zu falschen Beurteilungen führen.

Und in der Einleitung zu CONSTRUCTIVE CONSCIOUS CONTROL OF THE INDIVIDUAL schreibt Prof. John Dewey: *„Die sinnliche Wahrnehmung ist bei allem, was mit dem individuellen Selbst und seiner Lebensführung zu tun hat, fehlerhaft und unzureichend, weshalb auch das Urteilsvermögen des Einzelnen sehr zu wünschen übrig lässt. Dies zeigt sich sowohl in uns selbst als auch bei unseren Handlungen, die unseren falsch justierten geistig-körperlichen Mechanismen entspringen. (.....) Es ist tatsächlich das Maß für das, was wir für richtig halten. Es beein-*

flusst jede unserer Beobachtungen, jegliche Interpretation und jede unserer Beurteilungen. Es ist der Faktor, der sich in all unseren Taten und in all unseren Gedanken widerspiegelt."

49

Aus diesen Ländern der U.S.A. haben Menschen Unterricht bei mir erhalten: New York, Massachusetts, Connecticut, New Jersey, Pennsylvania, Georgia, Alabama, South Carolina, Illinois, Minnesota, Nebraska, Ohio.

ANMERKUNGEN DES ÜBERSETZERS

Seite IX, NICHT-TUN

Ich habe es mir nicht leicht gemacht, eine passende Übersetzung für das „Non-Doing“ im Text von F. M. Alexander zu finden, die auch berücksichtigt, dass Non-Doing „bei Aktivitäten im Inneren des Selbst nicht mit Passivität verwechselt werden darf“. Verworfen habe ich deshalb „Nicht-Tätig-Werden“, „Untätig-Sein“ und „Nichts-Tun“.

Den Begriff „Nicht-Tun“ hatte aktuell ein Politiker der Partei „Die Grünen“ verwendet. Weil Wiedererkennung es dem Leser vielleicht leichter macht, den Begriff aufzunehmen und mit Inhalt zu füllen, habe ich mich für „Nicht-Tun“ als Übersetzung entschieden.

Seite IX, DAS VORLÄUFIG RICHTIGE

F. M. Alexander hat hier „right“ mit Anführungszeichen versehen, die ich durch das Wort „vorläufig“ ersetzt habe. An anderer Stelle hat F. M. Alexander geschrieben, dass der Lernprozess mit seiner Technik niemals zu Ende sein kann. Dies ist auch vollkommen logisch, weil „Wachstum, Entwicklung und fortschreitende Verbesserung bei Gebrauch und Funktionsweise des menschlichen Organismus“ beständig auch zu einer Schärfung der sinnlichen Wahrnehmung führen. Mit einer geschärften sinnlichen Wahrnehmung werden weitere gehaltene und versteifte Stellen im Organismus aufgespürt. Wenn man diese Versteifungen lösen will, muss man sich wieder auf unbekanntes Terrain begeben, wo sich das „Tun“ zunächst falsch anfühlt und wo es dann darauf ankommt, die unbekannten Empfindungen auszuhalten und den Wunsch zu hemmen, zu den alten Empfindungen zurückzukehren.

Auch der Performance-Künstler Andre‘ Heller hat in einem Lied getextet: „Misstraue der Idylle, denn sie ist ein Mörderstück/ Schlägst du dich auf ihre Seite, schlägt sie dich zurück.“

Seite XI, DIE WISSENSCHAFTLICHE METHODE

Nach dem Merriam-Webster Dictionary ist es Kennzeichen der Wissenschaftlichen Methode, dass die Prinzipien und Vorgehensweisen für einen systematischen Erkenntnisgewinn genauestens festgelegt werden. Eine solche Festlegung beinhaltet die Registrierung und Ausformulierung eines Problems, die Datenerhebung durch Beobachtung und Experiment und die Formulierung und Überprüfung der Hypothesen.

Seite XI, BEHERRRSCHUNG DER PHYSIKALISCHEN ENERGIEN

F. M. Alexanders *Der Gebrauch des Selbst* ist im Jahr 1931 erschienen. Der Welt war bis dahin das dramatische Schauspiel noch erspart geblieben, in dem die physikalischen Energien freigesetzt werden, von denen der Mensch angenommen hat, sie handhaben zu können. Hiroshima und Nagasaki wurden später - 1945 - durch diese Energien dem Erdboden gleichgemacht.

Seite XIII, DER GEBRAUCH VON ARMEN UND HÄNDEN

Darf der Übersetzer eine Vorlage verbessern? Ich tue es nicht, aber ich weise hier in meinen Anmerkungen darauf hin, dass im Vorwort Prof. Deweys an dieser Stelle ganz offensichtlich „Beine und Füße" fehlen. Zum einen ist in einem Organismus alles miteinander verbunden: Die Beine und Füße können nicht optimal funktionieren, wenn der jeweilige Mensch seine Primärkontrolle falsch verwendet. Auf der anderen Seite kann die Primärkontrolle nicht gut funktionieren, wenn die Koordination von Beinen und Füßen schlecht ist. F. M. Alexander hat z. B. in „Bewusste Kontrolle beim Auf-und Umbau des Menschen" (Constructive Conscious Control of the Individual) davon geschrieben, dass die Füße im Laufe des Umschulungsprozesses einen Winkel von ungefähr 45° bilden sollen, wenn sie ihre Funktion als Dreh- und Angelpunkt optimal wahrnehmen wollen. Zum anderen sind auch meine persönlichen, sehr schmerzhaften Erfahrungen ein Beleg, wie er deutlicher nicht sein kann, als ich nur eine kurze Zeit lang mit dem Gebrauch meiner Beine und Füße herumexperimentiert habe, ohne dabei auf die angemessene Verwendung meiner Primärkontrolle zu achten.

Seite 17, DIREKT / INDIREKT

Die Hervorhebungen hat der Übersetzer vorgenommen, der beim Übersetzen es zunächst übersehen hatte, dass einmal das Wort direkt und weiter unten das Wort indirekt in ähnlichem Zusammenhang verwendet wurde: An einer beliebigen Aktivität sind Teile des Organismus **direkt** beteiligt, andere Teile **indirekt**.

Seite 25, MITTEL-UND-WEGE

Die Darstellung eines neuen Gedankens, so schreibt F. M. Alexander an einer Stelle in seinem zweiten Buch *„Bewusste Kontrolle beim Auf- und Umbau des Menschen"* (**BoD**) erfordere auch neue Begrifflichkeiten, sind doch die geläufigen Begriffe mit den herkömmlichen Gedanken verbunden. In seinen Büchern hat sich F. M. Alexander oftmals zu helfen versucht, indem er sehr ausführlich die von ihm verwendeten Begriffe definiert hat. (Gebrauch, geistig-körperlich, Anweisung) Zu seinen Begriffsschöpfungen zählt der Ausdruck „MEANS WHEREBY", der bisweilen mit „Mittel wodurch" ins Deutsche übersetzt worden ist. Hier wird „MEANS WHEREBY" mit **Mittel-und-Wege** übersetzt, wobei die Bindestriche auf die besondere Bedeutung des Begriffs im System Alexanders hinweisen.

An anderer Stelle wird der Leser die Mittel und Wege ohne Bindestrich vorfinden. Dann ist der Ausdruck in der uns geläufigen Weise verwendet.

Seite 34, SINNLICHE WAHRNEHMUNG

Mit sinnlicher Wahrnehmung ist nicht nur gemeint, dass man die Sinneseindrücke passiv einwirken lässt, es handelt sich vielmehr immer um eine bewusste, aktive Wahrnehmung, die eine rationale Beurteilung und Bewertung mit einschließt. Wenn ein Geräusch wahrgenommen wird, stellen sich sofort auch Fragen wie: Wo kommt das Geräusch her? Wer hat es verursacht? Zur Wahrnehmung gehört, dass das Geräusch vom Wahrnehmenden interpretiert wird.

Im Lokalteil meiner Tagezeitung fand ich diesen Polizeibericht: Nachts war jemand war von Geräuschen geweckt worden und hatte die Polizei gerufen, weil die Person aus den Geräuschen herausgelesen hatte, dass Metallisches über den Asphalt gezogen wurde. Das musste ein Dieb sein. Die Polizei konnte den Dieb auf frischer Tat stellen. Ein Igel stupste einen gefundenen Schlüssel vor sich her. (WESTFALEN-POST vom 29. September 2016)

Was für die akustischen Wahrnehmungen gilt, trifft auch auf die visuellen, haptischen, olfaktorischen, kinästhetischen und alle anderen sensorischen Wahrnehmungen zu.

Prof. Renate Zimmer beschreibt den Prozess der Wahrnehmung in sieben Schritten:

1. Ein Reiz wird durch das entsprechende Sinnesorgan oder über die Rezeptoren aufgenommen.
2. Der Reiz wird an das Gehirn weitergeleitet.
3. Das Wahrgenommene wird im Gehirn gespeichert.
4. Der neue Reiz wird mit dem bisher Gespeicherten verglichen. Die Meldungen der verschiedenen Sinnesorgane werden ausgewählt und bewertet.
5. Die Einzelreize der verschiedenen sensorischen Zentren im Gehirn werden koordiniert.
6. Der Reiz wird verarbeitet und in die Erfahrungen eingeordnet, die bisher gemacht worden sind.
7. Die Reaktion, die Beantwortung des Reizes, erfolgt als motorische Handlung oder als Veränderung des Verhaltens.

(vgl. dazu: Renate Zimmer, Seite 44f)

Seite 68, ARBEITSBALANCE

Die einzelnen Teile des Organismus sind in der Regel leider heute aus verschiedenen Gründen nicht mehr optimal ausbalanciert. Sie sind aber unter den gegebenen Umständen einigermaßen so angeordnet, dass ein Weiter- und Überleben des Einzelnen sichergestellt ist, mit all den Einschränkungen, die sich leider mit der Zeit einstellen, weil die Teile aufgrund der fehlerhaften Balance nicht optimal zusammenarbeiten können. Aber erst wenn die Arbeitsbalance ganz massiv gestört ist, droht ein vorzeitiges Ableben.

Seite 88, ARZT IM PRAKTIKUM

Eine befreundete Ärztin hat mir erzählt, dass es einen „Arzt, eine Ärztin im Praktikum“ schon seit vielen Jahren im Krankenhaus nicht mehr gibt. Erfahrungen mit der Praxis machen die Studenten wohl schon im Verlauf ihres Studiums.

Seite 110, INDIEN

Indien war zu der Zeit (1924) eine britische Kolonie. Zahlreiche Engländer hatten ihren Lebensmittelpunkt in Indien und es gab dort die entsprechende Infrastruktur mit englischen Schulen, Geschäften, Kirchen usw.

Seite 112, MAN'S SUPREME INHERITANCE

MAN'S SUPREME INHERITANCE und CONSTRUCTIVE CONSCIOUS CONTROL OF THE INDIVIDUAL, die beiden ersten Bücher F. M. Alexanders sind inzwischen unter den Titeln „Ein Vermächtnis der Evolution an die Menschheit von unschätzbarem Wert" und „Bewusste Kontrolle beim Auf- und Umbau des Menschen“ bei **BooksonDemand** erschienen.

DANKSAGUNG

Der Übersetzer hat bis zu seiner Pensionierung als Englisch- und Sportlehrer gearbeitet. Mit der Alexandertechnik ist er erstmals im Alter von dreißig in Berührung gekommen. Von da an hat sie ihn bis heute nicht mehr losgelassen. Mehrere Jahre ist er zunächst von **Mr. Charles Bacon** und dann von **Mr. Stanton Hobbs** unterrichtet worden, denen er auf diesem Weg seinen tiefen Dank ausspricht.

Auch gilt es an dieser Stelle Frau Helga Schönenberg und Herrn Klaus Mewes zu danken, die mit größter Sorgfalt und mit ihrer profunden Kenntnis der deutschen Sprache die Übersetzung begleitet haben. Und Frau Melanie Habbel hat dafür gesorgt, dass der Text nicht in den Weiten des Internets verloren gegangen ist.